医療科学新書

前田　和彦　著

映画のなかの医事法学・plus

医療・福祉・生命倫理
＋
人生・青春・恋愛・アニメ

JN163336

医療科学社

序

本書は「スクリーンの中の医事法」（医療科学通信二〇〇三年一号〜二〇〇六年一号、医療科学社）に連載された一一幕（一一回）に至る映画からみられる医事法学の一面を書き留めた文章をもとにしている。当初は第二次連載を行い、二〇〜二五幕の原稿として仕上げた後に書籍化することを考えていたものである。しかし、著者が日々の講義や研究、他の原稿に時間を費やしているうちに何と最後の連載から一〇年を経過していた。医事法学は他の法学分野に比べて変化が速く、この年月は連載時に映画から見出した法令条文の多くを過去の遺物にしそうな勢いであった。また、映画に関する筆者の独り言めいた感想も時代の波に飲まれる感がしていた。

つまりは、本書はベースにすべき元の文章からすべて再構成し、書き直し、書き足すことになってしまったのだ。そうなると企画当初の勢いがうすれ、大変なものに手を出してしまったと思い悩む日々が続くことになってしまったのである。そこに後押しというか、一筋の光明が射したのは、近年もう一つ著者の脳裏にあった、医事法学をもう少し身近にできないか、できればメディアと融合した形で伝えられないかという、悩みにも似た思いであった。そして本書を上梓できたなら、講義に使用したり、いくばくかでも社会の人々に伝えられるのではないかと思い、二つの悩みをぶつけ合うことで本書は生まれた。

さて、本書における映画と医事法学の関わりであるが、映画館のスクリーン（または銀幕とも呼ばれる）の中では、日常の些細な生活から奇想天外な絵空事までさまざまなドラマが展開する。その中には、作り手が意図していない場合であっても医療や介護・福祉、生命倫理にかかわる関心を呼び起こす場面が登場することがある（筆者の勝手な思い込みを含む）。そして医療・福祉の現場では、患者やスタッフ等とのより良きコミュニケーションが必要となるが、そのヒントも映画の中には数多く存在する。したがって本書は、あくまで映画の話を中心として、それにかかわる医事法学、生命倫理、コミュニケーションにかかわる内容を「今の日本の法制度」等ならという視点で少しだけお話ししたいと思う。また、自ら選んだ映画への思い入れから「筆者の独り言」として、医事法学等から全く離れた内容をつぶやいてしまうことをお許しいただきたい。

そして、気になった映画があれば、ぜひその映画を楽しんでご覧いただくことである。理屈は後で結構、「Don't think. Feel!」（考えるな。感じろ！）、今回は取り上げてはいないが、ブルース・リーもヨーダも偉大なのである。

本書のトリセツ

本書は、映画を題材に医事法学にかかわる内容（生命倫理を含む。以下同じ）をわかりやすく知っていただくため、次のような構成にしている。ただし、良き映画を紹介することを第一としているので、医事法学を詳しく知りたい方は文末にご紹介する各著書によっていただきたい。

本章の五つの分類

スクリーンの中の資格法（医療従事者の国家資格にかかわる法規と医の倫理）
スクリーンの中の保健・衛生法規（感染症、精神保健、埋葬にかかわる法規）
スクリーンの中の介護・福祉法規（障害者福祉、老人福祉、児童福祉にかかわる法規）
スクリーンの中の薬事法規（医薬品、麻薬等にかかわる法規と薬害）
スクリーンの中の性と生命倫理（性同一性障害、臓器移植にかかわる法規と制度）

と五つに分け、第1幕から第22幕まで二二本の映画を題材に各作品に見られる医事法学に関係する内容をわかりやすく紹介、解説することを目的としている。

そして、同じ分野が見いだせるもう一本を紹介したいときは、「もう一幕」として紹介させていただいている。

一幕ごとの内容

①最初にご紹介する映画の内容、②「今の日本の法制度なら」として、作品から見いだせる医事法学的な内容を紹介・解説する。③「筆者の独り言」として、その作品への思いや感想を独り言のように勝手気ままに書かせていただいている。したがって、たまに横道にそれるというより脱線する場合もあり。
「もう一幕」の場合は、①と③のみをなるべくコンパクトにご紹介したい。

Plus（プラス）の内容

映画にはいろいろな魅力があり、医事法学的な内容がすぐに見い出せなくとも、社会や学校、家庭の中で、会話やコミュニケーションを大いに手助けしてくれる作品が多い。

そして医療関係者の方には、患者さんや家族の方とのコミュニケーションや会話のきっかけ、相手方への理解や共感に一役買ってくれるかもしれない。

そこで、人生・青春・恋愛、そしてアニメ作品として、ぜひご紹介したい作品を筆者の一存で恐縮だが、セレクトし、見ていただきたい思いをプラスしてご紹介するものである。

なお、参考法令については平成二九年一月末までの施行を基準としている。

☆医事法学をよく知りたいときの書籍

前田和彦「医事法セミナー」（新版）第三版　医療科学社
塚田敬義・前田和彦編「生命倫理・医事法」医療科学社
前田和彦「医事法講義」〔新編第三版〕信山社
甲斐克則「ブリッジブック医事法」信山社
手嶋豊「医事法入門」第四版　有斐閣
米村滋人「医事法講義」（法セミ）日本評論社、他

目　次

スクリーンの中の介護・福祉法規

スクリーンの中の性と生命倫理

スクリーンの中の資格法

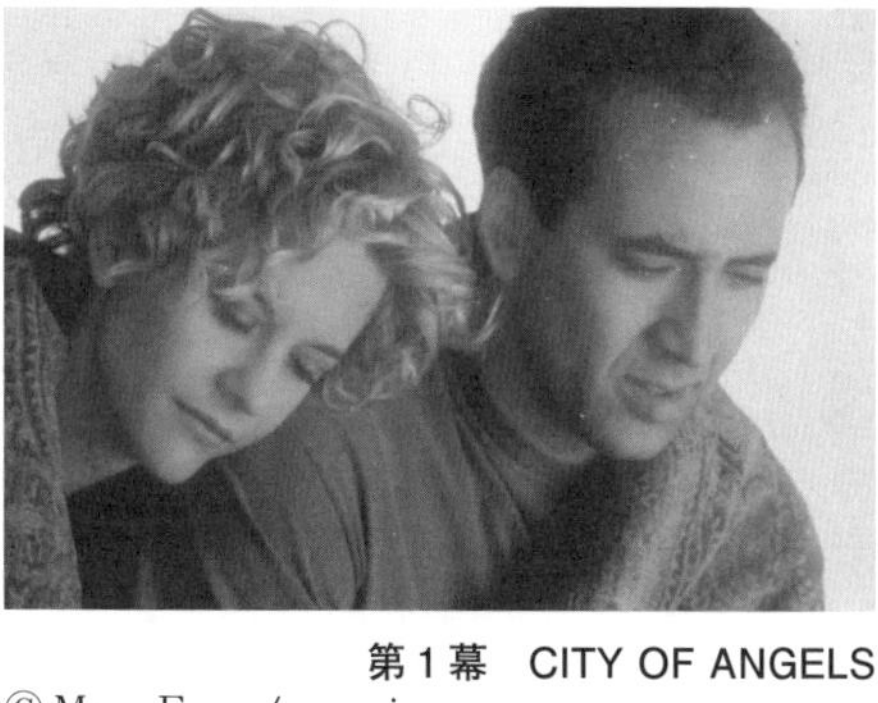

第１幕　CITY OF ANGELS

© Mary Evans/amanaimages

第1幕　医師法・医の倫理綱領

『シティ・オブ・エンジェル』

CITY OF ANGELS

一九九八年アメリカ映画　監督：ブラッド・シルバーリング

第1幕『シティ・オブ・エンジェル』は、ヴィム・ヴェンダース監督の名作『ベルリン・天使の詩《うた》』（一九八七年西ドイツ・フランス映画）のハリウッド版リメイクであり、舞台をベルリンからロサンジェルスに移している。ハリウッド版らしくヴェンダース作品に比べてわかりやすく、当時人気絶頂にあったニコラス・ケイジとメグ・ライアンの競演によるラブ・ストーリーとしても楽しめる。

天使のセス（ニコラス・ケイジ）は、命が尽きようとする人の前に現れ、そっと手をとり天国へ導くことを業としている。ある日セスは、病院のなかで命が尽きようとする男の前でじっと役目が来るのを待っていた。しかし、その男は医療の場ではまだ死ぬはずのない患者だった。特に執刀したマギー（メグ・ライアン）にとってはあるはずのない患者の死であり、患者の家族への罪悪感とともにひと気のない階段で泣きじゃくるほどのショックを受けてしまう。その様子を見ていたセスは、彼女を見初めてしまうのだ。

そしてついにセスは天使の掟を破りマギーの前に姿を現すことになる。その後セスは、彼女の姿を追ってたびたび病院に現れるが、入院患者メッシンジャー（デニス・フランツ）に姿が見えるといわれる。見えないはずの天使セスが見えたメッシンジャーも元天使だったのだ。メッシンジャーの影響から、セスはマギーを本当に感じて愛するため人間になることを決意をする。そして二人は結ばれるのだが……。

■今の日本の法制度なら

さて、本作には医事法学というより法制度自体が出てきたのだろうか。正直言って法制度そのものはストーリーには出てこないのだ。しいて言えば医師の法的根拠としての医師法くらいである。では、なぜ……といえば、医事法学を語るのに欠かせないのが医療における倫理観である。医療従事者の倫理観といいなおしても良い。これがスクリーン全体にたびたび現れるのである。

そこで本作には重要なシーンがある。サスがマギーに恋するシーンである。患者の死に打ちひしがれるマギー、泣きながら悔やむ外科医に手を差し伸べようとする天使のサス。この冒頭のシーンにすべてがある。医師は科学者であり、その技術と知識で患者を治そうとする、しかし、患者は医師がその技術を駆使しても必ずしも考えたとおりに治癒するわけではない。

ひとつ医事法学的なことをいえば、医療契約において医師が負っている義務は手段債務であって結果債務ではない。つまり、現在の医療技術では治せないものもあるのだから、結果だけ（必ず治癒させる）を義務とする結果債務としたのではなく、専門職としての注意義務（いわゆる善管注意義務）を持って現在の医療技術でできるかぎりの治療を行う手段債務を医療契約上の義務としているのだ。そして、その義務を一生懸命医師は尽くせばよいのである。これは他のコ・メディカル（医療従事者）も同様である。とするならば、最善を尽くしても患者にもっとできることはなかったのかと悩むマギーは、医師としての義務と同時に医療倫理としても精一杯の患者への誠意を見せたのである。誠心誠意頑張った彼女の心を救うには、もう天使が手を差し伸べるしかなかったのだ。

そしてもうワンシーン……マギーが以前付き合っていた医師が、一人ぼっちでバスケットボールをしているシーンがある。心配したマギーが彼に声をかけると、医師は一言「僕の患者が亡くなったんだ……」と、肩を落としている。医療従事者の倫理観とは、すべてが高度な学問的生命倫理に基づくわけではないと思う。まずは患者を思いやる心と自らを省みる気持ちから始まるのではないか。本作は、そのことを考えさせてくれるだけでも価値がある。

■筆者の独り言

本作のベースになったのは『ベルリン・天使の詩』であるが、作品の内容や雰囲気がずいぶん違うものとなっている。あくまでニコラス・ケイジとメグ・ライアンのラブ・ストーリーを軸に医療従事者の苦悩を苦いエッセンスとして加えたものというところか。オリジナルではモノクロとカラーをうまく調和させながら、人間の苦悩とその先の永遠の愛への導きを描いている。上映当時、有楽町駅からほど近いシャンテシネで観た『ベルリン・天使の詩』は、単館としては異例のロング・ランとなったとはいえ、さほど大きくないスクリーンで字幕があっても難解で、ラストでやっと心が解放されるような作品ではあった。しかし、ピーター・フォークの人間味ある(元天使だが)演技が、重苦しさだけではなく深遠な印象をしっかり作品に与えてもいた。

これに比べて本作は、医療現場での苦悩の末、しかもラブ・ストーリーの体裁でありながら、ラストが少し悲しくはないかと感じた方々もおられるだろう。ただ、本作での元天使役のデニス・

フランツもピーター・フォークに負けず劣らずいい味を出しており、作品自体も決して重苦しいものではないのだ。

確かに一九八〇年代、いまだ戦争の影が残るベルリンを舞台に、新たな時代の波に乗れずにいる人々の閉塞感や悲しみ、そして未来へのジレンマを描いた『ベルリン・天使の詩』は本作とは趣が違っている。

しかし、両作品とも登場人物を見つめる目がやさしかったことは共通しているのだ。ベルリンの「あのサーカスの団員たちも」、ロサンジェルスの「患者のために悩んだマギーや他の医師たちも」スクリーンのなかでは温かな光に照らされていた。まるで天使が見守っているように……。

もう一幕
『海と毒薬』

一九八六年日本映画　監督：熊井啓

医師の倫理観といえば、遠藤周作の同名小説を映画化した『海と毒薬』も忘れがたい。一九八六年の作品であるが、全編白黒映画とし、一九四五年太平洋戦争末期の雰囲気を作り出すことに成功している。

終戦後、留置所にいた勝呂（奥田瑛二）は、太平洋戦争末期、F帝大医学部において米軍捕虜の人体実験があったとし、当時の事件を話すようハットリ調査官（岡田眞澄）から強く要求されポツリポツリと話し始める。

勝呂が研究生として所属していた第一外科の教授と第二外科の教授の間では次期医学部長への争いがあり、軍部に点数を稼いでいた第二外科の教授が有利な状況にあった。そのような中でも勝呂は戦争の中、医学に諦観的な同僚の研究生戸田（渡辺謙）とは違い、医学に対して真摯に臨んでいた。

学部長席に固執する第一外科の教授は、勝呂が最初に接した患者として常に気に留めていた重い症状の患者の手術を取りやめ、有力者の身内で確実に治りそうな患者の手術を執刀する。ところが、患者は手術中に死亡してしまい、教授は隠蔽工作を行う。その光景から勝呂は、医師や医学へ疑問を感じ、また同僚戸田の冷めた態度を見る中、自らも医学への情熱を失っていく。

そんな頃、F帝大医学部に軍から密令が下る。アメリカのB29爆撃機が撃墜され、生き残った九名のうち取り調べに必要な機長一名を除く八名は、現地で処分（処刑）しろという知らせが東京の司令部から入ったのだ。どうせ殺すのなら医学の情報収集措置として有用に利用しろという意味もあった。軍には逆らえないとはいえ、人体実験するなどということが許されるのかと、勝呂は葛藤するが、すでに以前のような真摯に医学に向き合う情熱を失っていた。いくつかの実験のなか、うめき声をあげる米軍捕虜の姿に勝呂は……。

■筆者のもう一言

『シティ・オブ・エンジェル』に比べて何とも重たい倫理観を本作は描くことになる。医師としての倫理観だけではなく、人としても「生命の尊厳」を問われることになるからだ。戦争という極限状態のなか、そして軍の命令のなかでも勝呂は医師として人として倫理観を貫くべきだったのか。たとえ葛藤はしていたとしても手術に手を貸してしまえば同じではないかと、簡単に断罪できるだろうか。

しかも本作は原作の小説があるといっても、一九四五年当時の九州帝国大学医学部解剖学実習室で行われたB29搭乗員の捕虜に対する生体解剖事件をもとにしているのだ。当時の第一外科教授は逮捕後に拘置所で自殺し、軍からの密令を伝えた軍医も空襲での怪我がもとで死亡している。つまりは裁判前に最も事実を知る者が亡くなっていることから、不明な内容が多い事案となってしまっている［詳しくは、塚田敬義・前田和彦編『生命倫理・医事法』（二〇一五年）一二～一三頁（塚田敬義執筆分）参照のこと］。

ＧＨＱの調査による戦犯としての裁判であるから、日本の法制度そのものとはいい難いが、計二八名が起訴され、絞首刑五名を含む二三名が有罪をいい渡されたのである。

少なくともわれわれは、同時期のナチスによるユダヤ人虐殺の事件から起こった、医療実験における人権や生命の尊厳を訴えた「ニュルンベルク綱領」やその後の「ヘルシンキ宣言」への認識と理解を新たにすべきことは確かなのだろう。

参考法令

法令としての医師法だけでなく、日本医師会が平成十二年四月二日に採択した「医の倫理綱領」とニュルンベルク綱領も参考としたい。

「医師法」抜粋

第一条　医師は、医療及び保健指導を掌ることによって公衆衛生の向上及び増進に寄与し、もつて国民の健康な生活を確保するものとする。

第十七条　医師でなければ、医業をなしてはならない。

第十八条　医師でなければ、医師又はこれに紛らわしい名称を用いてはならない。

第十九条　診療に従事する医師は、診察治療の求があつた場合には、正当な事由がなければ、これを拒んではならない。
2．診察若しくは検案をし、又は出産に立ち会つた医師は、診断書若しくは検案書又は出生証明書若しくは死産証書の交付の求があつた場合には、正当の事由がなければ、これを拒んではならない。
第二十条　医師は、自ら診察しないで治療をし、若しくは診断書若しくは処方せんを交付し、自ら出産に立ち会わないで出生証明書若しくは死産証書を交付し、又は自ら検案をしないで検案書を交付してはならない。但し、診療中の患者が受診後二十四時間以内に死亡した場合に交付する死亡診断書については、この限りでない。

医の倫理綱領（日本医師会HPより）

医学および医療は、病める人の治療はもとより、人びとの健康の維持 もしくは増進を図るもので、医師は責任の重大性を認識し、人類愛を基にすべての人に奉仕するものである。

一．医師は生涯学習の精神を保ち、つねに医学の知識と技術の習得に 努めるとともに、その進歩・発展に尽くす。

二．医師はこの職業の尊厳と責任を自覚し、教養を深め、人格を高めるように心掛ける。

三．医師は医療を受ける人びとの人格を尊重し、やさしい心で接すると ともに、医療内容についてよく説明し、信頼を得るように努める。

四．医師は互いに尊敬し、医療関係者と協力して医療に尽くす。

五．医師は医療の公共性を重んじ、医療を通じて社会の発展に 尽くすとともに、法規範の遵守および法秩序の形成に努める。

六．医師は医業にあたって営利を目的としない。

ニュルンベルク綱領（一九四七年）（福岡臨床研究倫理審査委員会ネットワークHPより）

一．被験者の自発的な同意が絶対に必要である。

このことは、被験者が、同意を与える法的な能力を持つべきこと、圧力や詐欺、欺瞞、脅迫、陰謀、その他の隠された強制や威圧による干渉を少しも受けることなく、自由な選択権を行使することのできる状況に置かれるべきこと、よく理解し納得した上で意思決定を行えるように、関係する内容について十分な知識と理解力を有するべきことを意味している。後者の要件を満たすためには、被験者から肯定的な意思決定を受ける前に、実験の性質、期間、目的、実施の方法と手段、起こっても不思議ではないあらゆる不都合と危険性、実験に参加することによって生ずる可能性のある健康や人格への影響を、被験者に知らせる必要がある。

同意の質を保証する義務と責任は、実験を発案したり、指揮したり、従事したりする各々の個人にある。それは、免れて他人任せにはできない個人的な義務であり責任である。

二．実験は、社会の福利のために実り多い結果を生むとともに、他の方法や手段では行えないものであるべきであり、無計画あるいは無駄に行うべきではない。

三．予想される結果によって実験の遂行が正当化されるように、実験は念入りに計画され、動物実験の結果および研究中の疾患やその他の問題に関する基本的な知識に基づいて行われるべきである。

四．実験は、あらゆる不必要な身体的、精神的な苦痛や傷害を避けて行われるべきである。

五．死亡や障害を引き起こすことがあらかじめ予想される場合、実験は行うべきではない。ただし、実験する医師自身も被験者となる実験の場合は、例外としてよいかも知れない。

六．実験に含まれる危険性の度合いは、その実験により解決される問題の人道上の重大性を決して上回るべきではない。

七．傷害や障害、あるいは死をもたらす僅かな可能性からも被験者を保護するため、周到な準備がなされ、適切な設備が整えられるべきである。

八．実験は、科学的有資格者によってのみ行われるべきである。実験を行う者、あるいは実験に従事する者には、実験の全段階を通じて、最高度の技術と注意が求められるべきである。

九．実験の進行中に、実験の続行が耐えられないと思われる程の身体的あるいは精神的な状態に至った場合、被験者は、実験を中止させる自由を有するべきである。

一〇．実験の進行中に、責任ある立場の科学者は、彼に求められた誠実さ、優れた技能、注意深い判断力を行使する中で、実験の継続が、傷害や障害、あるいは死を被験者にもたらしそうだと考えるに足る理由が生じた場合、いつでも実験を中止する心構えでいなければならない。

翻訳：笹栗俊之

第2幕　保健師助産師看護師法・感染症の予防及び感染症の患者に対する医療に関する法律（以下、感染症法）

『静かなる決闘』

一九四九年日本映画　監督：黒澤明

第2幕は『静かなる決闘』である。主演は世界のミフネ（三船敏郎）であり、監督は世界の巨匠クロサワ（黒澤明）が手がけている。そうなると構えてしまう方もいるかもしれないが、疾病（梅毒）の恐ろしさを啓蒙するかたちを借りたヒューマニズムあふれる作品である。また、恋愛物語でもある本作を盛り上げる音楽［本書plus人生編の『ゴジラ』（一九五四年日本映画、本多猪四郎監督）の伊福部昭］もすばらしい。

ときは太平洋戦争さなか、若い軍医藤崎（三船敏郎）は、手術中に患者の中田（植村謙二郎）から梅毒をうつされてしまう。ふとしたミスから指を切り、その傷口から感染してしまったのだ。

そして戦地を点々とするうち、藤崎は薬もろくにないなかで病気をこじらせてしまった。やがて終戦を迎え、彼は婚約者の待つ日本へ喜び勇んで帰るはずだった。梅毒さえなければ……。

婚約者の美佐緒（三条美紀）は生真面目で気丈な性格であり、戦中からすでに六年も藤崎からの結婚の申し出を待っていた。だからこそ藤崎は完治には長い年月のかかる（当時）梅毒に感染したことを美佐緒にいい出せなかったのだ。そのことを話せばきっと美佐緒は治るまで待つというに決まっている。「彼女の青春のすべてを犠牲にさせる勇気は僕にはない」と、藤崎は自分のことをあきらめるよう彼女に冷たくするしかなく、実の父（志村喬）からも美佐緒への仕打ちを責められていた。やっとのことで父には病気のことを打ち明けるが、立ち聞きしていた看護見習い峯岸（千石規子）には、普段高潔なことをいっているのに梅毒に感染していると、理由を知らずに誤解されてしまう。

ある日、相変わらず人道主義を口にする藤崎と峯岸は口論となった。そのなかで藤崎は今まで心の奥へねじ込んでいた美佐緒への思いと苦悩を峯岸へすべてぶちまけてしまう。真実を知った峯岸は藤崎のこれまでの耐えがたかったであろう胸中と自分の浅はかさに号泣する。そして医師としても人間としても誠実な藤崎の姿に自らの人生観さえも変えていくことになるのだ。

■今の日本の法制度なら

本作が公開された一九四九年当時、梅毒は施行されたばかりの「性病予防法」によって予防対策がとられていた。本作はその感染症予防に対する一般への教育映画として製作された一面もある。

現在の法律で梅毒は「感染症の予防及び感染症の患者に対する医療に関する法律」（以下「感染症法」）の五類感染症としてインフルエンザ（鳥インフルエンザ及び新型インフルエンザ等感染症を除く）やＨＩＶ感染とともに区分されている。そして内容的にも「感染症法」は旧「性病予防法」とは違い、患者の人権に配慮し、特に個人情報の保護に留意することが条文自体に盛り込まれている。現行法規でも全数報告が義務づけられている梅毒だが、サルバルサンをただ何年も打ち続けて長くはかない治療をしていくしかなかった時代とは感染症への見方も変わってきたといえる。しかし、本作で三船演じる藤崎が見せた誠実な医師の姿は今に残してほしいものである。そして、ラストに見せる峯岸の姿もまさに看護婦（現、看護師）のそれであったが、現在の資格法のもとでも、医師を補助し、患者に寄り添う看護職の皆さんの姿は全く変わらないものと思う。

■筆者の独り言

黒澤自身は本作をやりにくかったとしている。それは原作の戯曲（菊田一夫『堕胎医』と違い、当時梅毒は治る病気になっており、当初のストーリーではラストで藤崎が発狂するというものだったものが、ＧＨＱの働きかけもあって中田のほうが発狂することになってしまった点などであろう（『世界映画作家三　黒澤明』キネマ旬報社、一九七〇年、一一八頁参照）。ちなみに三船は後に『生きものの記録』（一九五五年日本映画）や『蜘蛛巣城』（一九五七年日本映画）といった黒澤作品で発狂する役を演じるが……。

確かにラストで主人公が発狂すれば、壮絶なクライマックスになったかもしれない。それでも多くの見所があるのも事実だ。冒頭の野戦病院での緊迫した手術シーンと豪雨のコントラスト、前述した藤崎と峯岸の激しい心のぶつけ合いは見事としかいえまい。

このクライマックスの撮影時、三船敏郎と千石規子の熱演は監督やスタッフさえ心底感動させた。黒澤は涙を拭きながら撮影するカメラマンがカメラ・フレームをはずさないかと気になってカメラマンばかり見ていたという（黒澤明『蝦蟇の油』―同時代ライブラリー一二一―岩波書店、一九九〇年、三二〇頁参照）。

そして本作の真の主人公は千石規子演じる峯岸なのかもしれない。峯岸の藤崎への思いは、人道主義へのうっとうしさから始まり、感染への軽蔑、そして真実を知り尊敬へと変化し、最後には深い愛情を抱くようになる。それとともに峯岸の成長すら感じられるのだ。彼女が登場したときとラスト近くの表情では別人のそれである。婚約者役の三条美紀を静とすれば動である。このコントラストも本作の魅力となっている。女性を描くのが苦手と言われる黒澤だが、峯岸は生き生きとスクリーンを駆け抜けていった。

参考法令

ここでは、いわゆる保助看法を取り上げ、「感染症法」の方は、第七幕の『マイ・フレンド・フォーエバー』に譲ることにする。

「保健師助産師看護師法」抜粋

第一条　この法律は、保健師、助産師及び看護師の資質を向上し、もつて医療及び公衆衛生の普及向上を図ることを目的とする。

第二条　この法律において「保健師」とは、厚生労働大臣の免許を受けて、保健師の名称を用いて、保健指導に従事することを業とする者をいう。

第三条　この法律において「助産師」とは、厚生労働大臣の免許を受けて、助産又は妊婦、じよく婦若しくは新生児の保健指導を行うことを業とする女子をいう。

第五条　この法律において「看護師」とは、厚生労働大臣の免許を受けて、傷病者若しくはじよく婦に対する療養上の世話又は診療の補助を行うことを業とする者をいう。
第六条　この法律において「准看護師」とは、都道府県知事の免許を受けて、医師、歯科医師又は看護師の指示を受けて、前条に規定することを行うことを業とする者をいう。
第三十五条　保健師は、傷病者の療養上の指導を行うに当たつて主治の医師又は歯科医師があるときは、その指示を受けなければならない。
第三十六条　保健師は、その業務に関して就業地を管轄する保健所の長の指示を受けたときは、これに従わなければならない。ただし、前条の規定の適用を妨げない。
第三十七条　保健師、助産師、看護師又は准看護師は、主治の医師又は歯科医師の指示があつた場合を除くほか、診療機械を使用し、医薬品を授与し、医薬品について指示をしその他医師又は歯科医師が行うのでなければ衛生上危害を生ずるおそれのある行為をしてはならない。ただし、臨時応急の手当をし、又は助産師がへその緒を切り、浣腸を施しその他助産師の業務に当然に付随する行為をする場合は、この限りでない。
第四十一条　助産師は、妊娠四月以上の死産児を検案して異常があると認めたときは、二十四時間以内に所轄警察署にその旨を届け出なければならない。
第四十二条の二　保健師、看護師又は准看護師は、正当な理由がなく、その業務上知り得た人の秘密を漏らしてはならない。保健師、看護師又は准看護師でなくなつた後においても、同様とする。
第四十二条の三　保健師でない者は、保健師又はこれに紛らわしい名称を使用してはならない。
2．助産師でない者は、助産師又はこれに紛らわしい名称を使用してはならない。
3．看護師でない者は、看護師又はこれに紛らわしい名称を使用してはならない。

4．准看護師でない者は、准看護師又はこれに紛らわしい名称を使用してはならない

第3幕　薬剤師法

『時をかける少女』

一九八三年　日本映画　監督：大林宣彦

第3幕は八〇年代を代表する青春ファンタジー映画の金字塔であり、筒井康隆のジュブナイル（ヤング・アダルト）小説を原作とした『時をかける少女』である。本作は一九八三年の公開であるが、その後、一九九七年に角川春樹監督でリメイクされ、二〇〇六年には新たな物語として、細田守監督のアニメ映画が製作され、二〇一〇年には、主人公を成長した芳山和子の娘に移した内容として谷口正晃監督で制作され、計四回劇場映画が作られている。映画の斜陽が叫ばれて以降、同じ原作からこれほど製作されたものは見受けられない（シリーズ物以外で）。

ここでは原作とほぼ同じ設定による一九九七年版を「もう一幕」として紹介し、アニメ版と二〇一〇年は原作以降の新たな物語でもあるので二〇〇六年の作品を「plus アニメ編 part4」、二

○一〇年の作品を「plus 青春・恋愛編」にて紹介することとする。

本作の主人公芳山和子（原田知世）は、級友の堀川吾朗（尾美としのり）と深町一夫（高柳良一）と理科室の掃除当番をしていた。二人がカバンを取りに行き、一人になった和子に実験室から物音が聞こえ、和子は隣の実験室に入っていった。実験室で和子は漂っていた白い煙で意識を失い、戻ってきた二人に保健室へ運ばれてしまう。気づいた和子に二人は実験室に異変は何もなかったと……。だが、帰り道で立ち寄った一夫の家の温室で、和子は実験室の白い煙と同じ香りを嗅ぎ、それがラベンダーだと知る。

その後、和子の記憶と時間が交差しはじめる。地震の夜の記憶、通学途中に急に落ちてきた屋根瓦、以前見たはずの試験問題……。混乱する和子は一夫に相談し、一夫はタイムリープの能力（タイムトラベルとテレポーテーションを一緒にした能力）のせいだといい、本当のことが知りたければ、「あの日の実験室に戻りたい」と和子に強く念ずるよう伝えた。

そして、「あの日の実験室」に戻った和子の前に一夫が現れ、自分は西暦二六〇〇年から来た薬学博士で、植物がほとんど絶滅した未来の世界に必要なラベンダーを探しに過去へやって来たと告げた。未来へ帰るという一夫に一緒に行きたいと和子はいうが、自分が過去に来た記憶は消さなければならないと、一夫は和子に薬品を嗅がせ、和子は意識を失ってしまう。

それから一一年後、「あの日の実験室」の記憶はないはずなのに和子は薬学の研究者となっていた。そしてある日、廊下で一人の青年とすれ違う……。

■今の日本の法制度なら

本作のストーリーをつなぐタイムリープの能力は、ラベンダーの香りの薬品によって引き起こされている。もちろんここでラベンダーの香り成分の話をするわけではない。未来から来た一夫も一一年後の和子も医療従事者の資格でいえば、おそらく薬剤師であろうということだ。

法制度としての薬剤師の存在は古く、明治初期には医師の多くが漢方医であり、西洋医学に移行することを考えていた明治政府は、一八七四年（明治七年）に医制を発布し、医師とともに薬舗主（後の薬剤師）の資格（調剤権）を制定した。一八八九年（明治二二年）「薬品営業竝薬品取扱規則」が公布され、薬剤師の名称と職能が明確に規定されることになった。

本作の一夫と和子はともに研究者の道を歩んだようだが、現行の「薬剤師法」では、病院、薬局、薬店、行政等、さまざまな場所で活躍する薬剤師の免許や業務が規定されている。

もっとも薬剤師のタイムリープ業務については、何の規定も無いが……。

■筆者の独り言

本作は大林宣彦監督のふるさと広島県尾道市（及び同竹原市）を舞台としたいわゆる「尾道三部作」の二作目である。一作目が一九八二年『転校生』（第十九幕で紹介）、三作目が一九八五年『さびしんぼう』である。いずれもが大林監督の思い入れからか、郷愁あふれる映像となっている。ただ、当初は地元の旧所・名跡を網羅するわけでなく、監督のいう「いつか見た風景」、つまりは昔ながらの尾道を中心に描かれていた。それでは地味で地元に対する反響がなかったかといえば、実際には、今でいう聖地巡礼として、ロケ地にファンが殺到し、監督の郷土愛は実を結んだようである。

ちなみに大林監督の「いつか見た風景」という言葉から、監督の16ミリ自主制作映画『EMOTION 伝説の午後＝いつか見たドラキュラ』（一九六七年）を思い出したオールドファンもいたかもしれない。ロジェ・ヴァディムの『血とバラ』（一九六〇年）にささげた映像とされるが、本作へ続く大林監督の手法が随所にうかがえる。

さて、本作は当時の若者に圧倒的な支持を得ることになる。主演の原田知世の歌う主題歌「時をかける少女」（作詞・作曲：松任谷由実）は大ヒットした。ちなみに初回盤レコード（当時はまだレコードの時代）のジャケットはラベンダーの香り付きであり、当時は消しゴム、蛍光ペン等、香り付き文具も大流行だったことを思い出す。

そして本作と原田知世の人気のなか、薬剤師、薬学を知った若者も少なからずいたようだ。筆者の同僚T教授も、本作に胸をときめかせながら、ついには薬学の研究者への道を歩んだ若者の一人だったとのことである。

もう一幕
『時をかける少女』

一九九七年日本映画　監督：角川春樹

大林版ではプロデューサーだった角川春樹がリメイクした作品である。全編白黒であり、時代設定は一九六五年に始まり、前作より古い時代の設定となっている。原作は同じだが、時代設定以外にも一夫（中村俊介）は転校生であり、吾郎は別のクラスである等、全体の設定もところどころ違っている。また大林版とは違い、一夫と和子（中本奈奈）の恋愛ストーリーが随所に出てきたり、吾郎は和子に告白してふられたりする。また、一夫を追ってくるタイムリープを監視する黒服の男たちも登場する。どちらかというと大林版より大人（青年）向けの印象である。和子を演じた中本奈奈が、あどけなさの残る前作の原田知世に比べて大人びた印象があったせいかも知れないが……。

このようにいろいろ差異がある角川版だが、前作との関わりもあるのだ。主題歌の「時のカンツォーネ」は、原田知世の「時をかける少女」と同じ歌詞に松任谷由実が新たなメロディをつけたものであり、原田知世も本編のナレーションを担当している。

■筆者のもう一言

当時の事情により、角川書店は一切関わっておらず、前作のような大々的な宣伝もなかったことから、残念なことに知名度が低い。しかし、前作よりストーリー的にはかえってわかりやすいともいえ（前作の大林監督の場合、ストーリーが無理な展開をしても納得させてしまうという、超人的な部分もあるが）、そして脇を固める俳優陣も豪華である。伊武雅刀、倍賞美津子、久我美子、榎本孝明、渡瀬恒彦と、もう一本映画が取れそうな布陣だ。そして深町一夫を演じた中村俊介であるが、男性から見ても驚くほどイケメンである。二〇歳の転校生とした設定も理解できる。とても普通の高校生には見えないからである。

さて、少しだけ残念なのは、尾美としのりファンの筆者としては、前作の吾郎は楽しませてもらったが、本作の吾郎（早見城）の演出はかわいそうであった。あれではまるでストーカーのような描かれ方である。そして多くの方が指摘されているが、ラストで記憶は戻っていたのだろうか。雪の中で再会し、そして抱擁という美しい場面に惑わされたのか、それとも、どこかで時を戻る話が出てきたが、私たちの記憶の方が消されていたのかも……。

参考法令

「薬剤師法」抜粋

第一条　薬剤師は、調剤、医薬品の供給その他薬事衛生をつかさどることによつて、公衆衛生の向上及び増進に寄与し、もつて国民の健康な生活を確保するものとする。

第二条　薬剤師になろうとする者は、厚生労働大臣の免許を受けなければならない。

第十九条　薬剤師でない者は、販売又は授与の目的で調剤してはならない。ただし、医師若しくは歯科医師が次に掲げる場合において自己の処方せんにより自ら調剤するとき、又は獣医師が自己の処方せんにより自ら調剤するときは、この限りでない。

1．患者又は現にその看護に当たつている者が特にその医師又は歯科医師から薬剤の交付を受けることを希望する旨を申し出た場合

第二十条　薬剤師でなければ、薬剤師又はこれにまぎらわしい名称を用いてはならない。

（調剤の求めに応ずる義務）

第二十一条　調剤に従事する薬剤師は、調剤の求めがあつた場合には、正当な理由がなければ、これを拒んではならない。

第二十三条　薬剤師は、医師、歯科医師又は獣医師の処方せんによらなければ、販売又は授与の目的で調剤してはならない。

2．薬剤師は、処方せんに記載された医薬品につき、その処方せんを交付した医師、歯科医師又は獣医師の同意を得た場合を除くほか、これを変更して調剤してはならない。

第二十四条　薬剤師は、処方せん中に疑わしい点があるときは、その処方せんを交付した医師、歯科医師又は獣医師に問い合わせて、その疑わしい点を確かめた後でなければ、これによつて調剤してはならない。

第4幕　診療放射線技師法

『パビリオン山椒魚』

二〇〇六年日本映画　監督：冨永昌敬

第4幕は、天才レントゲン技師が主人公の摩訶不思議なコメディ映画、『パビリオン山椒魚』である。

自前の撮影車に暮らすレントゲン技師の飛鳥芳一（オダギリジョー）は、ある日香川（光石研）という男から腕と口の堅さを勝手に見込まれ、サラマンドル・キンジロー財団が代々管理する一五〇年も生きているというオオサンショウウオのキンジローを盗み出し、真偽をレントゲンで確かめてほしいと依頼を受ける。キンジローは徳川慶喜の時代にパリの博覧会にも出品された動物国宝であり、香川はサラマンドル・キンジロー財団の乗っ取りをたくらむ第二農響の会長だった。そこにサラマンドル・キンジロー財団の四姉妹たちの思惑が絡み合い、芳一は四女のあづき（香椎由宇）の願いから、キンジローを守り彼女の母親探しを手伝うことになってしまった。

物語はキンジローを挟んで、母親は見つかるのか、四姉妹の秘密とは、芳一とあづきの関係は、キンジローは本物なのかと、混沌としたまま進んでいくことになる。

■今の日本の法制度なら

さて、キンジローを巡って「動物の愛護及び管理に関する法律」と行きたいところだが、それは他書に譲って、ここでは芳一が作中何度も「自分はプロなんだ、免許証もあるぞ」と強調するレントゲン技師――正式には診療放射線技師に関する制度を紹介したい。

本作ではレントゲン技師とし、他にエックス線技師と呼ばれることも多く、映画やTVドラマにおいてなかなか正式名称で呼ばれないのは、医事法学を研究するものとしては、少なからず納得できない部分がある。

資格の名称が変更になるのは、原則法改正によるもので、正式名称以外は旧法（かなり古い場合も）によるものが多い。また、医療従事者の資格名称は通常法令上の名称独占（資格がなければ使用できない）であり、できれば作中でも正式名称を使用してほしいと常々思っていた。現場の医療従事者の方々が、「あまりきちんと呼ばれないよね」と、寂しげな笑顔でいわれるのを何度も見てきているのだ。

この診療放射線技師の制度は「診療放射線技師法」に規定されており、名称独占だけではなく業務独占（資格がなければ業務ができない）でもある。近年は業務範囲が広がり、撮影業務だけでなく、造影剤注入装置の操作や下部消化管検査のために肛門にカテーテルを挿入する行為なども業務として認められている。

■筆者の独り言

本作は、脱力系の不思議なコメディとして見るとなかなか楽しめるのだが、診療放射線技師の方が見ると突っ込みどころ満載かもしれない。話の筋からして診療放射線技師の話で進むわけではないし、撮影車は常に清潔に保つのが当然なのに、「あの車内の散らかしようは何、よりによって住んでいるとは」と、お怒りの方もいるかもしれない。しかし、キンジローの真偽は診療放射線技師の腕にかかっていると香川が信じ、医療従事者としての守秘義務から口は堅いだろうとも信じていた。実は、診療放射線技師の存在を明確に描いている作品はそう多くはないことから、興味がある方は一度ご覧になってほしいところである。

さて、本作の主人公芳一を演じたオダギリジョーは、初主演した『アカルイミライ』（二〇〇三年日本映画、黒沢清監督）で脚光を浴び、その後も奥田英朗の「精神科医伊良部シリーズ」を原作とした『イン・ザ・プール』（二〇〇五年日本映画、三木聡監督）、日本アカデミー賞他、多くを受賞した『ゆれる』（二〇〇六年日本映画、西川美和監督）、本書の第14幕のもう一幕でも取り上げるゲイのための老人ホームを描いた『メゾン・ド・ヒミコ』（二〇〇五年日本映画、犬童一心監督）、洋画家の藤田嗣治を描いた『FOUJITA』（二〇一五年日本映画、小栗康平監督）等に主演、出演している。大作というより、人間や社会の真実を横道、裏道から見つめるような作品に多く出演しており、映画を愛する映画人として稀有で貴重な存在といえる。ちなみに配偶者は本作の共演がきっかけとなった女優の香椎由宇である。

参考法令

「診療放射線技師法」抜粋

第一条　この法律は、診療放射線技師の資格を定めるとともに、その業務が適正に運用されるように規律し、もって医療及び公衆衛生の普及及び向上に寄与することを目的とする。

第二条　この法律で「放射線」とは、次に掲げる電磁波又は粒子線をいう。

一．アルファ線及びベータ線

二．ガンマ線

三．百万電子ボルト以上のエネルギーを有する電子線
四．エックス線
五．その他政令で定める電磁波又は粒子線
2．この法律で「診療放射線技師」とは、厚生労働大臣の免許を受けて、医師又は歯科医師の指示の下に、放射線を人体に対して照射（撮影を含み、照射機器又は放射性同位元素（その化合物及び放射性同位元素又はその化合物の含有物を含む。）を人体内にそう入して行なうものを除く。以下同じ。）することを業とする者をいう。
第二十四条　医師、歯科医師又は診療放射線技師でなければ、第二条第二項に規定する業をしてはならない。
第二十四条の二　診療放射線技師は、第二条第二項に規定する業務のほか、保健師助産師看護師法（昭和二十三年法律第二百三号）第三十一条第一項及び第三十二条の規定にかかわらず、診療の補助として、次に掲げる行為を行うことを業とすることができる。
一．磁気共鳴画像診断装置その他の画像による診断を行うための装置であつて政令で定めるものを用いた検査（医師又は歯科医師の指示の下に行うものに限る。）を行うこと。
二．第二条第二項に規定する業務又は前号に規定する検査に関連する行為として厚生労働省令で定めるもの（医師又は歯科医師の具体的な指示を受けて行うものに限る。）を行うこと。
第二十五条　診療放射線技師でなければ、診療放射線技師という名称又はこれに紛らわしい名称を用いてはならない。
第二十六条　診療放射線技師は、医師又は歯科医師の具体的な指示を受けなければ、放射線を人体に対して照射してはならない。
2．診療放射線技師は、病院又は診療所以外の場所においてその業務を行つてはならない。ただし、次に掲げる

場合は、この限りでない。
一　医師又は歯科医師が診察した患者について、その医師又は歯科医師の指示を受け、出張して百万電子ボルト未満のエネルギーを有するエックス線を照射する場合
二　多数の者の健康診断を一時に行う場合において、胸部エックス線検査（コンピュータ断層撮影装置を用いた検査を除く。）その他の厚生労働省令で定める検査のため百万電子ボルト未満のエネルギーを有するエックス線を照射するとき。
三　多数の者の健康診断を一時に行う場合において、医師又は歯科医師の立会いの下に百万電子ボルト未満のエネルギーを有するエックス線を照射するとき（前号に掲げる場合を除く。）
第二十九条　診療放射線技師は、正当な理由がなく、その業務上知り得た人の秘密を漏らしてはならない。診療放射線技師でなくなつた後においても、同様とする。

第5幕　言語聴覚士法

『聲《こえ》の形』

二〇一六年日本アニメ映画　監督：山田尚子

第5幕は、聴覚障害をストーリーに取り入れて、大きな感動を与える作品となっている『聲の形』である。一人の少年が聴覚障害を持つ少女や周りとの関わりを通して挫折、成長、再生を経験していく描写が秀逸である。また、アニメーションの美しさも話題となった作品である。

退屈することが一番大嫌いな小学生石田将也（入野自由）は、転校してきた聴覚に障害がある少女西野硝子（早見沙織）に興味を持ち、ちょっかいをかけるようになる。そして硝子の母親から補聴器が何個もなくなるのはいじめがあるのではと学校に通報があり、将也は担任から首謀者として名指しされ、仲間の裏切りから一人罪を着せられる。そして今度は硝子に代わっていじめの標的となってしまう。そしてある日、優しくする硝子を突っぱねてしまい、硝子はその後、自分がみんなに迷惑をかけていると転校して行くのだった。

それから心を閉じた将也は、中学生になっても元の仲間にいじめっ子だとうわさを流され、誰とも心を交わさず、高校生になってもクラスメートの顔さえ見えていなかった。その暗闇の中で、かつての硝子の気持ちを自らの心を傷つけながら理解していった。そして将也は、硝子の補聴器代を弁償することで、人生の幕引きを考えるが失敗する。

その後、硝子と再会した将也は彼女を楽しませることで罪滅ぼしをと考えるが、今度は硝子の心の闇が彼女を飛び降り自殺へと駆り立てる。間一髪将也が硝子を助けるが、代わりに将也が落下してしまう……。

■今の日本の法制度なら

本作の硝子のように聴覚障害者ということなら、身体障害者福祉法により、身体障害者手帳の交付を受けて、必要な制度の利用ができることになる。しかし身体障害者福祉法については、本書第11幕の『エレファント・マン』に譲ることにして、聴覚障害者を含め、聞く、話す、食べる(嚥下等)等の生活行動に対して、病気、事故、疾病等で不自由を抱える人々を支える医療従事者である、言語聴覚士の存在をここでは紹介したい。

言語聴覚士は「言語聴覚士法」のもと、言語障害や聴覚障害、言葉の遅れ、発音の障害等の問題を明らかにし、検査、評価を行う。そして必要に応じて訓練、指導、助言、その他の援護を行う医療従事者である。その活動の場は、医療機関のみならず、福祉施設や教育機関など、広範囲に及んでいる。本作の中で将也が硝子から取り上げてしまう補聴器の調整なども言語聴覚士等が行っている。今のところ医療従事者としては新しい資格である言語聴覚士は、これから超高齢化社会において増加するであろう脳血管障害等からの言語障害や嚥下障害等に対しても活躍が期待されている。

■筆者の独り言

本作はアニメ映画ながら将也や硝子、そして小学生時代将也に思いを寄せていた上野直花（金子有希）等の心理描写がリアルであり、いじめや心を閉ざす様子、クラスメートの顔が見えなくなっていくシーン等、見ている側に一種の「負のあるある感」を起こさせ、重くのしかかってくる印象があった。

ところが、これがこの作品の真骨頂でもある。心に傷や自戒の念を持つ将也や硝子が、死を考えるほど思い詰めても、いつか心は再生する。一つ前を向く気持ちがあれば、また光は戻ってくる。感動を押し付けるでもなく、障害者を特別視するでもなく、本作は人とのコミュニケーションが持つ光と影をしっかり見せてくれる。

実は筆者も学生時代、手話サークルの友人に誘われて聾唖学校を訪問したことがある。もちろん指文字と聞きかじり程度の手話ではあまり通じず、バットを持って手振り身振りで子どもたちと野球をすることにした。スポーツ特有の高揚感とアイコンタクトで、学校を後にする頃には結構仲良くなっていた。しかし、日頃手話を練習し、いろいろなことを彼らと話そうとしていた手話サークルの友人たちは、帰り道すすり泣いていた。不思議に思って聞いてみると、もっと彼らの役に立てると思っていたが、あまり役に立たなかったというのだ。

今になって考えてみると筆者の友人たちは本気で聴覚障害者の子どもたちの役に立ちたかったのだろう。やはり人とのコミュニケーションとは難しいものだが、あの涙には悔しい後悔の念と次こそはとの「一つ前を向く気持ち」が表れていたのだと思う。他者とのコミュニケーションの難しさにこころが折れそうになった時、本作は小さな勇気を与えてくれる気がする。

硝子を助けて将也が落下してしまうまでストーリーを紹介したが、ここから先は「ネタばれ」というより、ぜひ作品の中でいろいろ思いを寄せながらご覧いただきたい。筆者も映画館のなかでいろいろ考えさせられた。日本のアニメ映画は本当にすごい。

なお山田尚子監督は、本作以外にも『映画けいおん！』（二〇一一年日本映画）、『たまこまーけっと』（二〇一三年日本映画）を監督し、次代を担うアニメ映画監督として期待されている。またテレビアニメでも『涼宮ハルヒの憂鬱』、『らき☆すた』、『中二病でも恋がしたい！』、『境界の彼方』等に参加し、現在のアニメブームの流れを作っている。

もう一幕

『エール！』 La famille Bélier

二〇一四年フランス映画　監督：エリック・ラルティゴ

『聲の形』同様、聴覚障害者がストーリーに大きくかかわる本作は、フランス国内で観客動員数七五〇万人を超える大ヒット作品である（フランス映画祭二〇一五公式HPより）。宇宙人も恐竜もゾンビも爆破シーンすらなく、これだけのヒットとなるのはフランスならではとも思えるが、それに値する笑いあり、感動ありのストーリーである。

フランスの片田舎に住むポーラ（ルアンヌ・エメラ）の家族は、彼女以外、皆聴覚障害者であった。ポーラは、家の仕事もよく手伝い、耳は聞こえないが個性的で明るい家族（このため本作は全体に明るい印象を持つ）のためのスポークスマン役でもあった。家族の結束は強く、「家族は一つ」を合言葉に幸せな生活を送っていた。

ある日ポーラは、一目惚れした男の子が学校のコーラス部に入ることを知り、歌にはあまり興味がなかったが入部してしまう。すると彼女の歌声は音楽教師のトマソン（エリック・エルモスニーノ）を驚かせ、パリの音楽学校のオーディションを受けるよう勧められる。

一時はパリ行きに胸躍らせたポーラだが、すぐに家族の現実を思い、また家族も反対するなか、夢をあきらめることにした。しかし、ポーラが最後と思い、出演した学校の音楽祭を家族も見に来ると、周りの観客の反響とともに家族の耳（心）にも彼女の歌声のすばらしさが伝わるという奇跡が起こるのだ。

結局、家族はポーラのパリ行きを応援することになるのだが、未だ複雑な思いもあった。それはポーラの夢は歌うことなのに自分たちに聞くことができないことだ。特に母親は、「ママは最高の母親だ」という娘に「あなたの歌が聞こえないのに」と泣き崩れながら言ってしまう……。

そして、そのことを胸に秘めたポーラは、音楽学校のオーディションで家族も見守るなか、「青春の翼」（本作の主題歌でもある）を手話で表現しながら見事に歌いあげるのだった。

■筆者のもう一言

最初にお話ししたように、本作には派手なシーンもすごいＣＧも出てこない。また、このような映画が広く受け入れられるのはフランスらしいともした。

確かにこれまで、フランス映画といえば、名作だ傑作だと宣伝されても、いざ見てみると小難しかったり、盛り上がりもなくラストに軟着陸する作品が、文芸的だとか、いかにもフランス映画的だと語られた経験がある方もおられるだろう。フランス映画が苦手な人は、大体そのような印象を持たれているのかもしれない。

しかし本作は、筆者のような普通の観客からしても家族愛を中心に主人公ポーラの恋、夢、挫折をともに感じ、音楽学校のオーディションへ続くストーリー展開は、どうなるのだろうと、わくわくしたり、やきもきしながらパリへの道を一緒に歩んで行くのである。そしてポーラが手話とともに歌う「青春の翼」の素晴らしさに家族と一緒に感動してしまうのだ……。

ちなみにポーラ役のルアンヌ・エメラは、世界的人気番組「The Voice」のフランス版でその歌声を称賛され、歌手としてデビューしている。とにかく歌がうまい。だからこそ本作の主役として、その魅力を存分に披露している。そして二〇一五年セザール賞最優秀新人女優賞、二〇一五年リュミエール賞最優秀新人女優賞を受賞しているのも本作の演技を見れば納得するところである。

参考法令

「言語聴覚士法」抜粋

第二条　この法律で「言語聴覚士」とは、厚生労働大臣の免許を受けて、言語聴覚士の名称を用いて、音声機能、言語機能又は聴覚に障害のある者についてその機能の維持向上を図るため、言語訓練その他の訓練、これに必要な検査及び助言、指導その他の援助を行うことを業とする者をいう。

第四十二条　言語聴覚士は、保健師助産師看護師法（昭和二十三年法律第二百三号）第三十一条第一項及び第三十二条の規定にかかわらず、診療の補助として、医師又は歯科医師の指示の下に、嚥下訓練、人工内耳の調整その他厚生労働省令で定める行為を行うことを業とすることができる。

2．前項の規定は、第九条第一項の規定により言語聴覚士の名称の使用の停止を命ぜられている者については、適用しない。

（連携等）

第四十三条　言語聴覚士は、その業務を行うに当たっては、医師、歯科医師その他の医療関係者との緊密な連携を図り、適正な医療の確保に努めなければならない。

2．言語聴覚士は、その業務を行うに当たって、音声機能、言語機能又は聴覚に障害のある者に主治の医師又は歯科医師があるときは、その指導を受けなければならない。

3．言語聴覚士は、その業務を行うに当たっては、音声機能、言語機能又は聴覚に障害のある者の福祉に関する業務を行う者その他の関係者との連携を保たなければならない。（秘密を守る義務）

第四十四条　言語聴覚士は、正当な理由がなく、その業務上知り得た人の秘密を漏らしてはならない。言語聴覚士でなくなった後においても、同様とする。（名称の使用制限）

第四十五条　言語聴覚士でない者は、言語聴覚士又はこれに紛らわしい名称を使用してはならない。

第6幕　視能訓練士法

『ダンサー・イン・ザ・ダーク』

Dancer in the Dark

二〇〇〇年デンマーク映画　監督：ラース・ファン・トリアー

第6幕は、アイスランドの人気歌手ビョークが主演した『ダンサー・イン・ザ・ダーク』である。チェコからアメリカの田舎町に移住してきたセルマ（ビョーク）は、先天性の疾病で視力を失いつつあり、息子ジーン（ヴラディカ・コスティック）にも同様の疾病が遺伝しているため、一三歳までに手術を必要としていた。セルマのたった一つの楽しみは、空想の中でミュージカルを創造することだけだった。そのため視力も顧みず昼夜働くことにしたが、無理がたたって仕事でミスを重ね、解雇されてしまう。そして悲劇は続き、ジーンの手術代としてためていたお金を親切だったはずの警察官ビル（デビット・モース）に盗まれ、取り返しに行ったセルマは銃の暴発から彼を殺してしまったのだ。

裁判になってもセルマはジーンのことだけを優先し、親友キャシー（カトリーヌ・ドヌーブ）がいくら説得しても、真実を話さないまま死刑宣告を受けてしまう……。

■今の日本の法制度なら

本作の重要なモチーフとなっているのは、目の疾患である。セルマが無理をするのはジーンの目の手術代のためであり、悲劇に陥ってしまうのもセルマ自身の失いつつあった視力によるものが大きい。もちろんセルマのジーンへの深すぎる愛ゆえともいえるのだが、移民であるセルマにジーンと自分の双方を治療していく余裕はなかったのだろう。たとえセルマの治療は間に合わなかったとしても、今の日本の制度でならさまざまなフォローを受けられたはずである。また、検査や訓練ができる医療従事者も今の日本なら存在するのだ。

ここでは視機能の障害に対して、訓練や検査を行う視能訓練士を紹介する。弱視や斜視等の機能障害は、以前は治療法も確立していなかったが、近年の医療技術の進歩から治療方法も明らかになってきた。また治療には必ずしも医師でなくとも対応ができ、治療期間も長きに至ることから、専門の医療職種として誕生したのが視能訓練士である。

視能訓練士は、「視能訓練士法」により医師の指示のもと、両眼視機能の回復のための矯正訓練やそれに必要な検査などを行う医療従事者である。

■筆者の独り言

本作は世界的に有名な歌姫ビョークが主演したことでも大きな話題となった作品である。作中で彼女が演じるセルマは、つらく悲しい出来事が折り重なるように訪れる。見ている方がもうつらいとなる頃、セルマが空想で創り出すミュージカルのシーンとなり、そこには歌い踊る歌姫ビョークの世界が広がっていくのだ。この対比が美しく見る者を魅了する。この仕掛けが幾度となく訪れながら鮮烈なラストへと物語は突き進んでいく……。

本作は二〇〇〇年の第五三回カンヌ映画祭パルム・ドール（最高賞）を受賞し、主演のビョークも主演女優賞を受賞した。ただ、本作で言えることは脇を固めるキャシーとジェフ（ピーター・ストーメア）の身を捧げんばかりのセルマに対する思いやりの凄さである。ともすれば浮世離れした言動のセルマから、彼女に共感できない場面がなかったわけではないが、二人の支えがセルマを守るべき正当な主人公の位置にとどめていた部分もうかがえるからだ。特にキャシーを演じたカトリーヌ・ドヌーヴの良心を持つ強い女性の存在が、本作の支柱とさえ感じられた。『シェルブールの雨傘』（一九六四年フランス映画、ジャック・ドゥミ監督）以来、世界を魅了し続ける女優だが、煌びやかな役だけではなく、本作のような抑えた役でもしっかりと存在感を残すのは名女優の証だろう。

　本作の中でもセルマの口から母国チェコの良さを語るシーンがあるが、筆者もベルリンの壁が崩れる直前にチェコ・スロバキア（当時）のプラハを訪れたことがある。とても美しく落ち着いた町であったが、その翌年には民主化の波に揺れる様子がニュースから流れ、学生と警官の衝突を信じられない気持ちで見ていたことを思い出す。

　そして、残念ながらセルマの抵抗は「ビロード革命」とはならなかったのだから……。

参考法令
「視能訓練士法」抜粋
第二条　この法律で「視能訓練士」とは、厚生労働大臣の免許を受けて、視能訓練士の名称を用いて、医師の指示の下に、両眼視機能に障害のある者に対するその両眼視機能の回復のための矯正訓練及びこれに必要な検査を行なうことを業とする者をいう。
第十七条　視能訓練士は、第二条に規定する業務のほか、視能訓練士の名称を用いて、医師の指示の下に、眼科に係る検査（人体に影響を及ぼす程度が高い検査として厚生労働省令で定めるものを除く。次項において「眼科検査」という。）を行うことを業とすることができる。

2．視能訓練士は、保健師助産師看護師法（昭和二十三年法律第二百三号）第三十一条第一項 及び第三十二条 の規定にかかわらず、診療の補助として両眼視機能の回復のための矯正訓練及びこれに必要な検査並びに眼科検査を行うことを業とすることができる。

3．前項の規定は、第八条第一項の規定により視能訓練士の名称の使用の停止を命ぜられている者については、適用しない。

第十八条　視能訓練士は、医師の具体的な指示を受けなければ、厚生労働省令で定める矯正訓練又は検査を行なつてはならない。

第十九条　視能訓練士は、正当な理由がある場合を除き、その業務上知り得た人の秘密を他に漏らしてはならない。視能訓練士でなくなつた後においても、同様とする。

Plus

より良いコミュニケーションのために

Part1　アニメ編（～2000年とジブリ）

『ルパン三世カリオストロの城』

一九七九年日本アニメ映画　監督：宮崎駿

モンキー・パンチ原作の漫画、TVアニメからの劇場版第二作で、宮崎駿監督の劇場映画初監督作品でもある。

国際的に名高い泥棒ルパン三世（山田康雄）は、カジノから奪った金が伝説の偽札であるゴート札だと見破った。ルパンは若い頃、ゴート札の秘密を暴こうとして痛い目に合っていたのだ。今度こそとカリオストロ公国に向かったルパンと相棒の次元大介（小林清志）は、ウェディング姿で追い回されている少女を救おうとするが、結局少女はさらわれてしまう。少女はカリオストロ伯爵に無理に結婚を迫られていた亡き大公の娘クラリス（島本須美）だったのだ。そしてルパンはクラリスの残した指輪から、彼女が昔助けてくれた少女だと知る。

ルパンはクラリスを助け出すためカリオストロ城に向かうが、それを知ってやって来た国際警察の銭形警部（納谷悟朗）やカリオストロ伯爵たちと激しく争いながら、クラリス救出を目指すのだった……。

■筆者の独り言

「ルパン三世」は、もともと青年誌の漫画であり、ＴＶアニメも最初のころは子ども向けではなく、第二シリーズくらいから今のテイストになったような気がする。第一シリーズを見ていたのは子どもの頃だが、いろいろな意味でドキドキしながら見ていた。

さて本作はその第一シリースの雰囲気を制作年の関係もあるが、部分的に感じるものだ。それはルパンのジャケットの色が、近年お馴染みの赤ではなく、第一シリーズを彷彿とさせる緑だからである。もっとも何回か見るまでほとんど気が付いていなかったが、それは本作のスピーディなストーリーに毎回目を奪われていたことにもよる。

また、ルパンや銭形等のキャラクターも近年より大人に描かれていると感じる。それがクラリスの純粋なキャラクターと調和がとれ、ルパンの「おじ様」ぶりが余計にかっこよく映るのだろう。アニメ映画史上に残る銭形警部の名セリフも大人だからこそである。

『風の谷のナウシカ』

一九八四年日本アニメ映画　監督：宮崎駿

千年前の「火の七日間」と呼ばれる最終戦争で巨大産業文明は崩壊し、世界は「腐海」という菌類と巨大な蟲《むし》の住む森に徐々におおわれていった。腐海の菌類は猛毒を出し、人々はそこから逃れて住むしかなく、小国「風の谷」も海からの強い風で毒から守られていた。

風の谷の族長の娘ナウシカ（島本須美）は、巨大な蟲「王蟲《おーむ》」に追われていたユパ（納谷悟朗）を助け、凶暴なキツネリスも手なずけてしまった。ナウシカは住民からも敬愛され、蟲とも心を通わす力を持った少女だった。

ある夜、風の谷に大国トルメキアの大型船が墜落し、中には千年前に世界を焼き払ったという巨大人型兵器「巨神兵」の胚が乗せられていた。そして巨神兵を取り戻し、それを使って腐海を焼き払おうとトルメキア軍が皇女クシャナ（榊原良子）とともに風の谷に現れた。また、トルメキアに巨神兵を奪われたとするペジテ市の者たちが、王蟲の幼虫を使って王蟲の群れを風の谷に突進させ、トルメキア軍を全滅させようとしていた。

ナウシカは王蟲の幼虫を助け出し、怒り狂って風の谷に向かって突進してくる王蟲の大群の前に幼虫とともに降り立つのだった……。

■筆者の独り言

本作からジブリ映画の系譜が始まると言われるが、実際には制作会社はトップクラフトとなっている。ただし、スタッフも宮崎駿、高畑勳等、ステジオジブリの中核がそろい、スタジオジブリ自体も本作を作品一覧に加えていることから、最初の作品としていいのだろう。

もちろん高い技術や美しい背景画はスタジオジブリそのものといえ、原画には『シン・ゴジラ』や『新世紀エヴァンゲリオン』シリーズの庵野秀明なども参加しており、やはり記念碑的作品である。

本作公開当時は、「自然との共生」というテーマからか大ヒットとはならなかったが、一九八四年のアニメグランプリとニホンアニメ大賞を受賞した。現在では注目されうる内容として、やっと社会が作品の世界観に追いついたようである。

『めぞん一刻 完結編』

一九八八年日本アニメ映画　監督：望月智充

『めぞん一刻「移りゆく季節の中で」』

二〇〇〇年テレビアニメ版総集編　監督：吉永尚之

『めぞん一刻 完結編』を語る上で必要なことから、その前までを内容とする総集編『めぞん一刻「移りゆく季節の中で」』を含めて話を進めたい。時系列的には、総集編が前なので、その内容を四季になぞらえて先に紹介する。

春、大学生である五代裕作（二又一成）は、アパート一刻館の管理人で若い未亡人の音無響子（島本須美）に恋をしていたが、彼には金持ちでイケメンでスポーツマンという強力なライバル三鷹瞬（神谷明）がいた。そして、その五代も女子大生七尾こずえ（冨永みーな）に慕われているのだった。

夏、五代は教育実習に行き、そこで出会った女子高生八神いぶきに強烈にアタックされることになる。そして八神が巻き起こす騒動に五代も響子も巻き込まれてしまう。また、三鷹も親族から、富豪のお嬢様である明日菜と見合いをさせられていた。

秋、三鷹と響子は横浜のホテルで二人っきりで会うことになってしまう。明日菜は三鷹と結婚するものと思い込んでしまうが、三鷹は響子を諦められずにいた。そして五代と三鷹は響子を巡って互いの決着をつけようとするのだった。

冬、五代はアパートの住人朱美との関係を誤解され、付き合っていたこずえと別れてしまい、響子とは気まずくなってしまう。しかし、三鷹も結局明日菜と家庭を持つことになり、五代と響子はやっと結ばれることになった。

そしてまた春、五代と響子の新たな生活が少しずつ動き始めた。

さて、完結編だが、いよいよ五代と響子は結婚することになる。もちろん一刻館の住人たちは、その前夜まで大宴会を計画していた（本当は一〇日連続）。そして酒がまわり、五代も住人にいじられていた頃、何も知らない八神がアパートにやって来る。ところが空気の読めない二階堂（堀川りょう）が口を滑らすことで二人の結婚を知った八神は怒り狂い、響子を時計台の屋根裏に呼び出し、対決の様相となるが、響子の本心を聞きだした八神は明るく振舞いながら、唇を噛みしめるのだった。

そして響子の待つ、秘密の手紙とは何なのか…。

■筆者の独り言

高橋留美子の傑作ラブ・コメ漫画『めぞん一刻』を原作とする本作は、総集編の本体であるTVシリーズ九六作の後の話となっている。したがって、完結編は、TVシリーズでは描かれなかった五代と響子と八神の関係の決着を中心としている。やはり本編あっての後日談なので、総集編を見てからにするか、できればTVシリーズ九六作を見てほしいというのが、筆者の正直な思いである。そうすれば、本作の意図することが、さらに理解できるはずだからだ。

『めぞん一刻』は、その魅力的な登場人物やストーリーが多くの人を引き付けてきた。そして見る者にこれほど人を想い続ける気持ちや諦めない強さを感じさせてくれるアニメ作品もそうはないのだ（原作漫画も同様）。もちろんラブ・コメだからということかもしれないが、誰もが元気をもらえ、幸せを感じるのは、やはり稀有な作品なのだろう。

そしてお気づきだろうか。「plusアニメ編」ここまで三作のヒロイン、クラリス、ナウシカ、音無響子の声優はすべて島本須美であることを。多くの人に愛された、素晴らしいヒロインの声である。

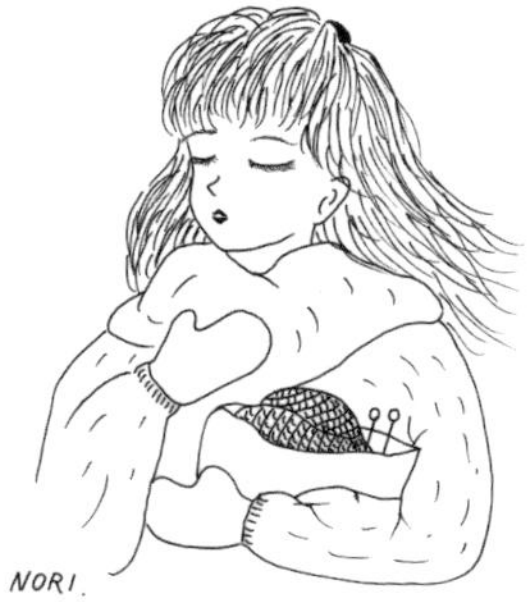

『紅《くれない》の豚』

一九九二年日本アニメ映画　監督：宮崎駿

紅の飛行艇を繰るポルコ（森山周一郎）は、元はイタリア空軍のエースだったが、今は豚に身をやつしている。そして空賊退治の賞金で生計を立てていることから、マンマユート団たち空賊連合から目の敵にされていた。

ある日ポルコが昔なじみのマダム・ジーナ（加藤登紀子）の店に行くと、アメリカ人飛行艇乗りのカーチス（大塚明夫）に出会う。カーチスは空賊連合が雇った用心棒で、ポルコは飛行艇整備のためミラノに行く途中でカーチスに撃墜されてしまう。

ポルコがやっとのことでミラノの飛行艇の工房ピッコロ社に破損した飛行艇を持ち込むと、ピッコロの一七歳の孫のフィオ（岡村明美）が自分に飛行艇の修理と整備を任してくれるようポルコに頼んできた。フィオの熱意に負けポルコはしぶしぶ了承するが、フイオの才能により荒削りながら飛行艇は復活する。

そしてポルコとカーチスは再び戦うこととなるのだった……。

■筆者の独り言

本作は劇場予告のコピー「かっこいいとは、こういうことさ。」、「飛ばねぇ豚はただの豚だ。」により、公開前から筆者の周りの男性たちが、「見に行かなきゃな」と話していた。劇場内もアニメ映画にしては、大人の男たちが多かった気がする。

とにかく本作はセリフも音楽もかっこよかった。エンディングで流れる「時には昔の話を」（加藤登紀子）は、映画の余韻にどっぷりはまる名曲であり、ポルコのセリフや一つひとつの身のこなしは、森山周一郎の渋い声と相まって、なぜ豚なのにこんなにかっこいいのかと思ってしまう。つまりは人間も同じ、見た目に関係なく、「どう生きるのか、何をするのか」で、誰でもかっこよく見えるのだ。

そしてポルコとジーナの関係だが、今度本作を見ることがあったら、エンディング近くでホテルアドリアーノを空から俯瞰するシーンがある。できれば目を凝らして見てほしい。もしかしたらあれは……筆者も半信半疑ではある。

『千と千尋の神隠し』

二〇〇一年日本アニメ映画　監督：宮崎駿

引っ越し先に両親と向かっていた十歳の少女千尋（柊瑠美）は、森からトンネルをぬけると神々が住む異界に入り込んでしまった。両親は正気を失ったように飲食店の食べ物を勝手に食べあさり、とうとう豚に変わってしまった。行き場を失った千尋は異界の住人ハク（入野自由）に助けられ、神々を客とする油屋で湯婆婆《ゆばーば》（夏木マリ）に雇われるが、そのとき名前を奪われ「千」と名付けられてしまった。そして名前を取り戻し、両親も助けるため、千尋は一生懸命に働くのだった。

ハクは湯婆婆の言いつけで、彼女と対立する双子の姉、銭婆《ぜにーば》（夏木マリ）から魔女の契約印を盗み出すが、追いかけてきた銭婆は魔法でハクに重傷を負わせ、湯婆婆の息子坊をネズミに変えてしまう。千尋はハクのため銭婆のところへ謝りに行くことにする。そして油屋で暴れて従業員を飲み込んでいたカオナシ（中村彰男）を何とか鎮めて、カオナシとネズミになった坊とともに銭婆のもとに謝りに行くと、銭婆は千尋たちを優しく受け入れた。
一方ハクは、湯婆婆に千尋と両親を自由にするよう求めるのだった……。

■筆者の独り言

本作は、神々の住む異界を舞台とした冒険ファンタジーとなっているが、奪われた自分の名前を取り戻すために少女が成長していく「自分探しの冒険」でもある。そして現代社会の少女を主人公にしていながら、何か全く違う世界観を見る者に与えるのである。油屋一つとってもお客も従業員も湯婆婆も何一つ現代社会の常識で推し量れるものはない。唯一千尋を助けてくれるハクでさえ白龍なのだから。

しかし、これが何とも心地よいのだ。結局、誰一人極悪な者はいないせいもあるが、見ていて楽しく、ドキドキしながらも不思議な世界にどっぷりはまってしまえる。本作の魅力は異界の持つ不思議な世界観と千尋と一緒に成長していくような感覚にあるのだろう。

大人でも一度は油屋に行ってみたいと思えるのだから……。

まだまだ「Plusアニメ編1（〜二〇〇〇年とジブリ）」で紹介したかった作品

『うる星やつら2ビューティフル・ドリーマー』（一九八四年日本アニメ映画、押井守監督）
友引町の悪夢を描く「ラブ・コメ」でありながら、お洒落でかっこいい。押井守の傑作。

『天空の城ラピュタ』（一九八六年日本アニメ映画、宮崎駿監督）
空に浮かぶラピュタ帝国、飛行石、壊れたロボット兵……胸躍るファンタジー映画の傑作。

『火垂るの墓』（一九八八年日本アニメ映画、高畑勲監督）
二度と起こってはならないが、一度は見なければならない反戦映画の名作。

『となりのトトロ』（一九八八年日本アニメ映画、宮崎駿監督）
田舎に引っ越した少女たちの前に「へんな生きもの」たちが……ジブリ映画の象徴的作品。

『AKIRA』（一九八八年日本アニメ映画、大友克洋監督）
近未来の崩壊した東京を舞台とし、日本アニメの名を世界に轟かした伝説的作品。

『耳をすませば』（一九九五年日本アニメ映画、近藤喜文監督）

東京多摩地区をモデルにした青春アニメ。これを見たら『猫の恩返し』も見たい。

スクリーンの中の保健・衛生法規

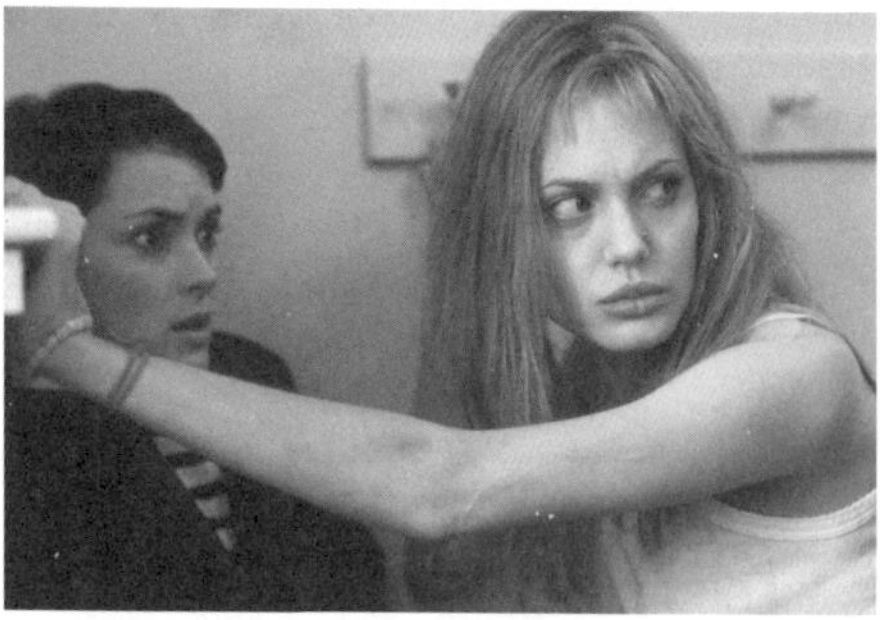

第９幕　17歳のカルテ

© Everett Collection/amanaimages

第7幕　感染症法・エイズ

『マイ・フレンド・フォーエバー』The Cure

一九九五年アメリカ映画　監督：ピーター・ホートン

第7幕は『マイ・フレンド・フォーエバー』である。本作のテーマは友情である。しかし、その友情はＨＩＶ感染者との友情であり、また声高ではなく日常会話のような静かな語り口で物語は進められていく。

一二歳の少年エリック（ブラッド・レンフロ）は友達もなく、母子家庭の生活に追われる母にもかまってもらえずに一人遊びの日々を送っていた。そこに同じ母（アナベラ・シオラ）と二人暮しの少年デクスター（ジョセフ・マゼロ）が引っ越してきた。しかしデクスターは輸血が原因でＨＩＶに感染していた。最初はエリックも偏見から庭の壁越しのやりとりだったが、彼はすぐに壁を跳び越し、そして心の壁も乗り越えていった。二人は、野草を食べるなどしてデクスターの治療を試みるがうまくいかず、最後は特効薬を見つけたとの記事を信じ旅に出る。

結局、二人の友情には奇跡は起きなかったが、この作品のラストは涙なみだとはならない。ただ静かにAIDSとデクスターの死を日常の出来事として扱っているのである。もちろん発症により死にいたることが多い病であり、偏見を持たれる面も描かれてはいるが、他の映画のように疾病としての恐ろしさや周囲のあまりにもひどい差別や偏見に眉をしかめるようなシーンは出てこない。この疾病の表面的な恐ろしさや偏見のひどさをこれでもかと描く時期はすでに過ぎたのだといえる。

大切なことは、患者や感染者を日常のなかで受け入れることである。それを本作はエリックの行動を通じて見るものに伝えようとしている。画面のなかとはいえ、以前は医療従事者さえ偏見を持った病を、ひとりの少年が友情という日常性のなかで受け入れた。デクスターはその思いに命のかぎり応えた。もうAIDSは特別なものではない。その思いを感じるだけでも価値ある作品なのだ。

■今の日本の法制度なら

本作のつくられたのは一九九五年である。当時わが国には「後天性免疫不全症候群の予防に関する法律」という、いわゆるＡＩＤＳ法が存在した。この法律は予防衛生法規としては標準的な内容を持っていたが、感染者や患者に対する保護はほとんど規定されていなかった（ただし「らい病予防法」をベースにしたのではともいわれ、最初からイメージはよくなかったようだ）。しかし、薬害エイズ訴訟、ハンセン病患者の補償問題など時代の流れのなかで、予防衛生法規と呼ばれた法律にも大きな転換期がやってきた。それが平成一一年四月より施行された「感染症の予防及び感染症の患者に対する医療に関する法律」（以下、感染症法）である。前文においてＡＩＤＳやハンセン病における差別や偏見が存在した事実を認め、患者の人権に配慮した医療を進めるとした内容は、わが国の感染症対策の歴史に新たな頁を開くことになった。

さて、デクスターであるが、一九九五年当時では輸血の事故として医療過誤裁判に訴えるしかない。また、いわゆるＡＩＤＳ法では金銭的な保障はもちろんのこと人権保障についても疑問視されていた。感染症法においても医療機関への国・自治体の費用負担の規定はあるが、感染者の医療費助成については、感染症法による一類感染症（エボラ出血熱、ペストなど）、二類感染症（急性灰白髄炎、結核など）、新感染症、指定感染症等にほとんど限られている。ちなみにＡＩＤＳ（後天性免疫不全症候群）は麻疹、インフルエンザ（鳥インフルエンザ及び新型インフルエンザ等感染症を除く）などとともに五類感染症である。ただ現在、ＡＩＤＳ（後天性免疫不全症候群）は、保険診療における高額療養費制度において、「長期間に渡り高額な医療費が必要となる疾病で、厚生労働大臣が指定する特定疾病（高額長期疾病）」として、平成八年七月から原則月額一万円までに抑えられることとなった。

このように医療に関する状況は年々向上している。そして何よりも地域社会の受け入れが大きく変化している。薬害エイズの原告団や支援者の活動も大きかったが、多くの市民や学生などが感染者・患者に理解を示し、さまざまな活動をともに行っている姿が目立ってきている。法改正よりも地域社会の変化が早いのは世の常であるが、偏見や差別のなかにいた人々に対しては本当に大きな変化なのである。

■筆者の独り言

本作は淡々と進んでいく。公開当時、期待した割には泣けなかったといった人がいたが、泣かせの映画ではないのは確かだ。エリックとデクスターは他の少年と同じように喧嘩もいたずらもした。デクスターの死は彼らのいたずらとともに訪れるくらいなのだから。そして、本作の小道具としてシューズが大きな意味を持つ。友情の証、友の思い出として重要な役割を担っている。ラストシーンで川面を流れる一足のシューズを見たとき、まるで自らの思い出のように二人の友情と冒険を思い出してしまった。シンプルなストーリーだからこその感動を味わえたと思う。
そして、友の靴を見守るエリックの顔は、少年から大人へと成長する時期の不思議な美しさに包まれていた。

参考法令

「感染症の予防及び感染症の患者に対する医療に関する法律」抜粋

前文　人類は、これまで、疾病、とりわけ感染症により、多大の苦難を経験してきた。ペスト、痘そう、コレラ等の感染症の流行は、時には文明を存亡の危機に追いやり、感染症を根絶することは、正に人類の悲願と言えるものである。

医学医療の進歩や衛生水準の著しい向上により、多くの感染症が克服されてきたが、新たな感染症の出現や既知の感染症の再興により、また、国際交流の進展等に伴い、感染症は、新たな形で、今なお人類に脅威を与えている。

一方、我が国においては、過去にハンセン病、後天性免疫不全症候群等の感染症の患者等に対するいわれのない差別や偏見が存在したという事実を重く受け止め、これを教訓として今後に生かすことが必要である。

このような感染症をめぐる状況の変化や感染症の患者等が置かれてきた状況を踏まえ、感染症の患者等の人権を尊重しつつ、これらの者に対する良質かつ適切な医療の提供を確保し、感染症に迅速かつ適確に対応することが求められている。

ここに、このような視点に立って、これまでの感染症の予防に関する施策を抜本的に見直し、感染症の予防及び感染症の患者に対する医療に関する総合的な施策の推進を図るため、この法律を制定する。
第六条　この法律において「感染症」とは、一類感染症、二類感染症、三類感染症、四類感染症、五類感染症、新型インフルエンザ等感染症、指定感染症及び新感染症をいう。
2．この法律において「一類感染症」とは、次に掲げる感染性の疾病をいう。
一．エボラ出血熱　二．クリミア・コンゴ出血熱　三．痘そう
四．南米出血熱　五．ペスト　六．マールブルグ病　七．ラッサ熱
3．この法律において「二類感染症」とは、次に掲げる感染性の疾病をいう。
一．急性灰白髄炎　二．結核　三．ジフテリア
四．重症急性呼吸器症候群（病原体がベータコロナウイルス属SARSコロナウイルスであるものに限る。）
五．中東呼吸器症候群（病原体がベータコロナウイルス属MERSコロナウイルスであるものに限る。）
六．鳥インフルエンザ（病原体がインフルエンザウイルスA属インフルエンザAウイルスであってその血清亜型が新型インフルエンザ等感染症の病原体に変異するおそれが高いものの血清亜型として政令で定めるものであるものに限る。第五項第七号において「特定鳥インフルエンザ」という。）
4．この法律において「三類感染症」とは、次に掲げる感染性の疾病をいう。
一．コレラ　二．細菌性赤痢　三．腸管出血性大腸菌感染症
四．腸チフス　五．パラチフス
※「四類感染症」と「五類感染症」は割愛する。

第8幕　らい予防法（廃止）

『砂の器』

一九七四年日本映画　監督：野村芳太郎

第8幕は『砂の器』である。いわずと知れた松本清張の傑作推理小説を原作として映画化したものだ。巡礼の身で流浪の旅を続ける親子と地方の心優しい実直すぎる巡査の交流が、「宿命」の果ての悲しい結末に至る物語である。

戦前の貧しき日本、病のため村を後にしなければならなかった父（加藤嘉）と幼い息子の秀夫（春日和秀）は、苦しい巡礼の旅で疲れ果て、ある村に行き倒れのようにたどり着く。そこで出会った三木巡査（緒形拳）は、二人の身の上を案じ追い払うこともなく保護した。そして父の病と子の将来を考え、別離を勧めるのだった……。時は過ぎ、戦後の復興も遠くなるころ、一人の男が国鉄蒲田駅構内で遺体で発見された。それは年老いた三木の変わり果てた姿であった。この殺人事件を担当したのは二人の刑事、今西（丹波哲郎）と吉村（森田健作）である。二人は捜査中、三木が殺される前夜に会っていたのは、新進の作曲家で指揮者の和賀（加藤剛）であることを突き止めた。そして和賀こそが、成長した秀夫の姿であったのだ。「宿命」と名付けられた劇中音楽（音楽監督：芥川也寸志）の壮大な演奏とともに物語の後半は綴られていく。

この悲しい物語の発端は、ハンセン病への差別と偏見である。戦前においては特効薬もなく不治の病であった。しかも症状が顔や手足に強く出ることや感染へのおそれが、人々の差別や偏見を一層強いものとしていた。そのような時代でも三木は彼らに手をさしのべたのである。本作の公開当時は、「らい予防法」も存在していた。本作の鳴らした社会や行政への警鐘にもかかわらず、法の廃止にさえ、それから二〇年以上の時間が流れたのだ。

そして現在でも、この病への差別や偏見、元患者への対応がすべて解決したとはいえない。本作は、医療にかかわる者はもちろん、すべての人が自らの目と心でもう一度見直すべき作品である。

■今の日本の法制度なら

さて、巡礼親子の父が冒されていた病はハンセン病である。明治時代以前から「らい」、「ドスマケ」と呼ばれ、病とは別の言われなき差別（ノルウェーの医師ハンセンが病原菌を発見し伝染病〈感染症〉とわかるまで遺伝すると思われていた）にも患者たちは苦しんだのである。ハンセン病はらい菌（ミコバクテリュウム）の感染により皮膚と末梢神経が好んで冒される慢性特異性炎症性疾患であり、重症化すると視覚障害、手足や顔の変形などの後遺症が出る。現在では新薬により治療可能で新たな患者もわが国ではほとんど見かけない。もちろん、差別や偏見にさらされる必要など何もない。

一九九六年春「らい予防法」は、多くの問題を残したまま廃止された。それは療養所に残された患者たち、すでに社会に戻っている元患者を含めて、すべての関係者に対し、行政や社会が明確に解決に至ることなく制度だけを廃止したことである。その後、熊本地裁をはじめ全国で元患者たちが裁判を起こしたことはご存じのことだろう。そして二〇〇一年「ハンセン病療養所入所者等に対する補償金の支給等に関する法律」が成立した。元患者に対する具体的な補償の法規である。今後、巡礼親子と三木のような悲しい結末はもう起こらないかもしれない。そして二〇〇八年には「ハンセン病問題の解決の促進に関する法律」が成立し、元患者やその家族への差別と偏見の解消、名誉の回復、社会復帰への支援等をさらに推し進める内容となっている。

しかし、彼らの過去の苦しみや流れた時間が消え去るわけではない。本作はこの苦しみを「宿命」をモチーフに表した。まさしく胸に迫るテーマであった。ただし、われわれができることは、もう二度と「宿命」とは呼ばせず、差別や偏見のない社会にしていくことだろう。

■筆者の独り言

元患者や家族の皆様の境遇に思いをはせすぎたのか、書いている自分も胸が重苦しくなったので、出演者に話題を移そう。主演の二人、丹波哲郎と森田健作は、どちらも緻密な演技より大きく演じるほうが向いている。それでは本作は全編大味になっていたかというと、緒形拳と加藤嘉が脇をしっかりと引き締めている。これにより主演二人の演技も観客を作品へ引き込む演技へと昇華しているといえる。バランスが取れた配役の妙である。

そして緒形拳の演技力にはもともと定評があったわけだが、本作では決して出過ぎず誠実で優しい男を演じている。彼の存在が悲しく悲惨な物語を温かな人の心を感じさせる作品にしているといっても過言ではないだろう。そして特筆すべきが加藤嘉演じる巡礼親子の父である。病に苦悩する姿、悲惨な運命に打ちひしがれる表情、一転して息子を愛しむ瞳、出番が多くなくとも物語のイメージを左右するほどの演技であった。彼の姿に涙する人は数多いはずである。

本作は当時、数々の賞に輝いた。しかし、今の時代に生きる人々こそが、その価値を見出すべきではないだろうか。

参考法令

「らい予防法」はすでに廃止されていることから、「ハンセン病問題の解決の促進に関する法律」を紹介する。

「ハンセン病問題の解決の促進に関する法律」抜粋

前文　「らい予防法」を中心とする国の隔離政策により、ハンセン病の患者であった者等が地域社会において平穏に生活することを妨げられ、身体及び財産に係る被害その他社会生活全般にわたる人権上の制限、差別等を受けたことについて、平成十三年六月、我々は悔悟と反省の念を込めて深刻に受け止め、深くお詫びするとともに、「ハンセン病療養所入所者等に対する補償金の支給等に関する法律」を制定し、その精神的苦痛の慰謝並びに名誉の回復及び福祉の増進を図り、あわせて、死没者に対する追悼の意を表することとした。この法律に基づき、ハンセン病の患者であった者等の精神的苦痛に対する慰謝と補償の問題は解決しつつあり、名誉の回復及び福祉の増進等に関しても一定の施策が講ぜられているところである。

しかしながら、国の隔離政策に起因してハンセン病の患者であった者等が受けた身体及び財産に係る被害その他社会生活全般にわたる被害の回復には、未解決の問題が多く残されている。とりわけ、ハンセン病の患者であった者等が、地域社会から孤立することなく、良好かつ平穏な生活を営むことができるようにするための基盤整備は喫緊の課題であり、適切な対策を講ずることが急がれており、また、ハンセン病の患者であった者等に対する偏見と差別のない社会の実現に向けて、真摯に取り組んでいかなければならない。

ここに、ハンセン病の患者であった者等の福祉の増進、名誉の回復等のための措置を講ずることにより、ハンセン病問題の解決の促進を図るため、この法律を制定する。

第9幕　精神保健及び精神障害者福祉に関する法律

『17歳のカルテ』

Girl, Interrupted

一九九九年アメリカ映画　監督：ジェームズ・マンゴール

第9幕は、スザンナ・ケイセンの原作『思春期病棟の少女たち』（吉田利子訳、草思社、一九九四年）に惚れ込んだウィノナ・ライダーが自ら製作総指揮をした作品である。また、新人であったアンジェリーナ・ジョリーがアカデミー助演女優賞をはじめ数々の賞を獲得したことでも知られる。

一九六七年一七歳のスザンナ・ケイセン（ウィノナ・ライダー）は、寂しく不安のなか、薬物自殺を図り、命に別状はなかったが、成り行きで精神科に入院することになってしまう。すぐに退院するつもりであったが、境界性人格障害（境界性パーソナリティ障害）との診断が下され、社会から異質とみなされてしまった入院患者たちと生活をともにすることになる。その中には時にには暴力的で強烈な個性を持つリサ・ロウ（アンジェリーナ・ジョリー）がおり、スザンナは強く惹かれ、行動をともにするようになる。しかしリサの危険な行動に疑問を持ち、スザンナは徐々にリサから離れていくが、そのことでリサや他の入院患者たちと対立し孤立してしまう。

そして、リサの行動を見ていくうち、リサの危険で強気な行動は精神科病院にしか居場所がないことから来ているのだとスザンナは気付き、自分は社会復帰をしなければならないと退院を目指すのだった。

■今の日本の法制度なら

スザンナが、日本で境界性人格障害と診断され、本作のように自ら入院に同意すれば、「精神保健及び精神障害者福祉に関する法律」第二十条以下の任意入院により、入院加療となるわけである。また、リサのような行動で「入院させなければ精神障害のために自身を傷つけ又は他人に害を及ぼすおそれがあることが明らかである者」と二人以上の精神保健指定医に診断されれば、同第二十七条以下の措置入院とされ、本人の同意なしにも入院させられることになる。

また、退院して外の社会で暮らすとなった場合に「障害者年金」等の補助を受けるということもあるが、障害者年金の裁定請求の手続きが煩雑なこともあり、法制度の成熟をこれまで以上に願いたい。

■筆者の独り言

精神科病院が舞台の作品といえば、『カッコーの巣の上で』（一九七五年、ミロス・フォアマン監督）が有名であり、アメリカン・ニューシネマの代表作としても知られるところである。そして本作を見た後、リサが反抗的なマクマフィー（ジャック・ニコルソン）、退院するスザンナが最後に脱走するチーフ（ウィル・サンプソン）と重ねて見たりしていた。もちろん置かれている状況も作風も違うが、ラストに同様な解放感を得たのは事実である。

しかし大きく違うのは、本作は事実をもとにしたスザンナ・ケイセン本人の原作であることだ。改めて人物像を作り、舞台設定を行うというより、スザンナ・ケイセンの経験を作品に映し出すということだろうか。もちろん多少の脚色はあろうが、スザンナやリサの本当の姿に触れたように感じた。

本作では、当時新人であるアンジェリーナ・ジョリーがアカデミー助演女優賞等を獲得したことは紹介した。しかし、本作の生みの親ともいえるウィノナ・ライダーは、主人公を演じながらもアンジェリーナ・ジョリーばかりが脚光を浴びたことに少々不満があったとも伝えられている。本人が本当にそう感じたのであれば、気の毒な気がする。

だが、見る側はスザンナを軸として周りの登場人物を理解していったのは確かであり、筆者もその一人である。彼女がいたからこそ、多くの人々がこの作品を見られたのだ。

参考法令

「精神保健及び精神障害者福祉に関する法律」抜粋

第二十条　精神科病院の管理者は、精神障害者を入院させる場合においては、本人の同意に基づいて入院が行われるように努めなければならない。

第二十一条　精神障害者が自ら入院する場合においては、精神科病院の管理者は、その入院に際し、当該精神障害者に対して第三十八条の四の規定による退院等の請求に関することその他厚生労働省令で定める事項を書面で知らせ、当該精神障害者から自ら入院する旨を記載した書面を受けなければならない。

2．精神科病院の管理者は、自ら入院した精神障害者（以下「任意入院者」という。）から退院の申出があった場合においては、その者を退院させなければならない。

3．前項に規定する場合において、精神科病院の管理者は、指定医による診察の結果、当該任意入院者の医療及び保護のため入院を継続する必要があると認めたときは、同項の規定にかかわらず、七十二時間を限り、その者を退院させないことができる。

第二十二条　精神障害者又はその疑いのある者を知った者は、誰でも、その者について指定医の診察及び必要な保護を都道府県知事に申請することができる。

2．前項の申請をするには、次の事項を記載した申請書を最寄りの保健所長を経て都道府県知事に提出しなければならない。

一．申請者の住所、氏名及び生年月日

二．本人の現在場所、居住地、氏名、性別及び生年月日

三．症状の概要

四．現に本人の保護の任に当たつている者があるときはその者の住所及び氏名

第二十三条　警察官は、職務を執行するに当たり、異常な挙動その他周囲の事情から判断して、精神障害のために自身を傷つけ又は他人に害を及ぼすおそれがあると認められる者を発見したときは、直ちに、その旨を、最寄りの保健所長を経て都道府県知事に通報しなければならない。

『スタンド・バイ・ミー』Stand by Me

一九八六年アメリカ映画　監督：ロブ・ライナー

第10幕『スタンド・バイ・ミー』は一九五〇年代の田舎町を舞台にしたホラー小説の大家スティーブン・キングの短編集『恐怖の四季』（ホラー作品ではない）に収められた「死体」（THE BODY）が原作である。多感な年代の少年たちとその友情をオールディーズの音楽にのせて描いた傑作である。

片田舎であるキャッスルロックに住む一二歳のゴーディことゴードン・ラチャンス（ウィル・ウィトン）は、不良とみられるが正義感の強いクリスことクリストファー・チェンバーズ（リヴァー・フェニックス）、戦争で精神を病み自分を虐待した父親をまだ尊敬するテディことセオドア・チャンプ（コリー・フェルドマン）と太っちょのバーン・テシオ（ジェリー・オコンネル）と進学前最後の夏休みを過ごしていた。
ある日バーンは、不良グループの兄たちが、行方不明でニュースに流れている少年の遺体が森の中の線路側にあるという話を立ち聞きしてしまう。見つけると英雄になれると兄たちより先に四人で死体探しの旅に森まで冒険に出ることにした。

その途中、テディは父親のことを心無い大人に馬鹿にされ、バーンは汽車に追われ、クリスは世間の自分を見る目に将来への不安を抱えながら森へと向かっていった。一方ゴーディも家族のヒーローだった兄の死から、未だ立ち直れない両親に負い目を抱えていた。

さまざまな不安や少年期特有の仲間への意地の張り合い等、四人はそれぞれに思いを抱えながら森へと入っていくのだった。

■今の日本の法制度なら

ゴーディたちが森へ少年の遺体を探しに行き見つけたとき、たとえば埋葬しようとすれば、「墓地、埋葬等に関する法律」に従い、社会習俗より認められる埋葬方法によればよいはずだが、事件性も考えられ、まずは警察への連絡と医師の検案が必要だろう。

また、遺体を放置して戻ってきた場合には、葬祭の義務をゴーディたちが有するとどうかが問題となる。日本での話なら、「刑法」第一九十条にて、「死体、遺骨、遺髪または棺に納めてある物を損壊し、又は領得した者は、三年以下の懲役に処する」と規定している。ゴーディたちが同居の親族等の葬祭義務者でないのなら、作為的に遺体を動かして放置したりしなければ罪を構成しない。遺体を見て怖くなって町に戻ってしまえば、ただの臆病者でしかない。しかし葬祭義務者なら、不作為（ただ放置する）でも死体遺棄罪を問われるかもしれない。また、ゴーディたちが葬祭義務者でなくても遺体を運んでいるうちに怖くなって途中で捨ててしまったりすると死体遺棄罪が考えられ、その時遺体を傷つけてしまえば、さらに死体損壊罪となる可能性を生むだろう。そして遺棄とは、社会習俗上の埋葬と認められない方法で放置・放棄することをいう。どちらにせよ、事件または事故、権利や義務の有無によっていろいろと考えられる。

さて「墓地、埋葬等に関する法律」に話を戻すが、たとえゴーディたちが埋葬権者だとしても勝手に森に埋めるわけにはいかない。医師の死亡診断書があれば、期限内に市町村役場に提出し、火葬にするなら火葬許可証をもらい、火葬場（許可を受けた）から火葬後に焼骨の埋蔵となる。つまり同法によれば、埋葬とは土葬のことであり（第二条第一項）、それに対して埋葬許可証があり、火葬には火葬許可証があり、別々のものである。また焼骨を墳墓（一般的にいえば墓のこと）に納めるなら埋蔵（第二条第四項）としている。人が亡くなると、その他にも行政上の多々の手続きがあるが、良書によることとしたい。

■筆者の独り言

本作の公開当時、筆者もすでに大人であったのだが、いたく感動したことを覚えている。監督のロブ・ライナーも後に設立した制作会社キャッスル・ロック・エンターテイメントに原作のスティーブン・キングが名付けた本作の架空の町キャッスルロックから名をつけていることからも快作であったのであろう。

また、コーディ役のウィル・ウィトンは、本作後に新スタートレックに出演して人気を博するが、その後は脇役ながら多くの作品に出演している。最近では、全米で人気のコメディ・ドラマ、『ビッグバン★セオリー／ギークなボクらの恋愛法則』に本人役で出演し、本作の話を過去の栄光だと自虐的に話したりするセリフもある。なお、大人になったコーディは名優リチャード・ドレイファスが演じ、自身の出世作となった『アメリカン・グラフィティ』（一九七三年アメリカ映画、ジョージ・ルーカス監督）と同様に青春映画に花を添えている。

そして最も印象に残る演技をしたクリス役のリヴァー・フェニックスが二三歳でこの世を去ったのは残念である。両親との確執に涙を流すコーディに「親が君を守らないなら僕が守る」といって肩を抱くクリスは最高の友だった。本作のその後のエピソードでのクリスとリヴァー・フェニックス自身の生涯が、なるべきではない同調を見せるのが悲しい。

しかし、本作自身の輝きは今も色褪せることはなく、リバイバルヒットしたベン・E・キングの「Stand by Me」を聞くたびに、本作の持つ少年時代への郷愁と今の自分へのエールを感じてしまう。

Stand by Me の「私を側で支えて」という意味の通り、本作は他に代わるものがない友情へのメッセージである。

参考法令

ここでは「墓地、埋葬等に関する法律」を紹介する。

「墓地、埋葬等に関する法律」抜粋

第一条　この法律は、墓地、納骨堂又は火葬場の管理及び埋葬等が、国民の宗教的感情に適合し、且つ公衆衛生その他公共の福祉の見地から、支障なく行われることを目的とする。

第二条　この法律で「埋葬」とは、死体（妊娠四箇月以上の死胎を含む。以下同じ。）を土中に葬ることをいう。

2．この法律で「火葬」とは、死体を葬るために、これを焼くことをいう。

3. この法律で「改葬」とは、埋葬した死体を他の墳墓に移し、又は埋蔵し、若しくは収蔵した焼骨を、他の墳墓又は納骨堂に移すことをいう。
4. この法律で「墳墓」とは、死体を埋葬し、又は焼骨を埋蔵する施設をいう。
5. この法律で「墓地」とは、墳墓を設けるために、墓地として都道府県知事(市又は特別区にあつては、市長又は区長。以下同じ。)の許可を受けた区域をいう。
6. この法律で「納骨堂」とは、他人の委託をうけて焼骨を収蔵するために、納骨堂として都道府県知事の許可を受けた施設をいう。
7. この法律で「火葬場」とは、火葬を行うために、火葬場として都道府県知事の許可をうけた施設をいう。
第三条　埋葬又は火葬は、他の法令に別段の定があるものを除く外、死亡又は死産後二十四時間を経過した後でなければ、これを行つてはならない。但し、妊娠七箇月に満たない死産のときは、この限りでない。
第四条　埋葬又は焼骨の埋蔵は、墓地以外の区域に、これを行つてはならない。
2. 火葬は、火葬場以外の施設でこれを行つてはならない。
第五条　埋葬、火葬又は改葬を行おうとする者は、厚生労働省令で定めるところにより、市町村長(特別区の区長を含む。以下同じ。)の許可を受けなければならない。
2. 前項の許可は、埋葬及び火葬に係るものにあつては死亡若しくは死産の届出を受理し、死亡の報告若しくは死産の通知を受け、又は船舶の船長から死亡若しくは死産に関する航海日誌の謄本の送付を受けた市町村長が、改葬に係るものにあつては死体又は焼骨の現に存する地の市町村長が行なうものとする。

Plus

より良いコミュニケーションのために

Part2　人生編

『スミス都に行く』 Mr. Smith Goes to Washington

一九三九年アメリカ映画　監督：フランク・キャプラ

田舎のボーイスカウトの団長であった純朴な青年スミス（ジェームス・ステュアート）は、死んだ上院議員の代わりに議会へと担ぎ出される。実は、政界の黒幕テイラー（エドワード・アーノルド）にうまく利用される役割であった。素人であるスミス上院議員は記者たちにも馬鹿にされ、まともな議員活動はできないと思われていた。憤慨したスミスは、昔、父の盟友であったペイン上院議員に法案を出したいと相談し、ペインはしぶしぶ了承した。

しかし、その法案こそがテイラーがダム建設で不正を行っていた地域に少年のためのキャンプ場を立てるというものだった。ペインとテイラーがグルであり、ダムの不正にもかかわっていたのをスミスは知るが、法案を取り下げろというペインの言葉を拒否しているうちに、スミスが不正の当事者と仕組まれてしまう。

公聴会では、次々とスミスの不正の証拠がでっち上げられていく。そして議会追放の決議が可決されようとしたとき、スミスは発言を求め、誰にも発言を勝手にやめさせられないことから、最後にすべてをかけた演説を始めるのだった……。

■筆者の独り言

本書第十五幕の『小さな恋のメロディ』が、筆者の「心のビタミン剤」なら、本作は「初心を忘れないための魔法」である。初めて本作を見たのは、法学部生であった時に深夜映画だったと思う。とにかく最後の演説シーンの終わりあたりからは涙が止まらず、見終わった後は、経験したこともない爽快感が心に押し寄せるようだった。名匠フランク・キャプラの魔法にかかってしまったのだ。二〇代の学生で、まだ「法の正義と公平とは何か」などと仲間たちと本気で議論していた時代だったからかもしれないが、これは忘れてはならない感覚のように思ったのは本当である。それからも何年かごとには必ず見るようにしている。自分の信念は揺らいでいないか、ときには確認したくなるのである。

魔法がどのくらい持つかは疑問だが……また見よう。

『七人の侍』

一九五四年日本映画　監督：黒澤明

戦国時代、毎年のように野武士に襲われる村が、もうどうにもならず、長老の話から侍を雇って村を守ろうとする。しかし、白飯を食べさせるだけが報酬という農民の話に耳を貸す侍などはいなかった。しかし、盗人から子どもを助け出した侍、島田勘兵衛（志村喬）に利吉（土屋嘉男）は地面に頭をこすりつけながら必死に何度も頼むと、勘兵衛は農民の窮状を理解し引受けたのだ。

その後、勘兵衛の人柄もあり、昔からの女房役の七郎次（加東大介）、勘兵衛の人柄にひかれた片山五郎兵衛（稲葉義男）、周りを明るくする林田平八（千秋実）、剣の達人久蔵（宮口精二）、最年少の若者岡本勝四郎（木村功）が集まり、最後は獣のような男菊千代（三船敏郎）が加わり村へと向かった。しかし村人たちは出迎えもせず、菊千代の機転によりやっと姿を見せるのだった。

そして勘兵衛たちは農民たちを鍛え、さまざまな奇策を講じて、野武士を迎え撃つのであった……。

■筆者の独り言

本作は、いわずと知れた日本を代表する名作であり、世界にも衝撃を与えた作品である。そのリメイク作品『荒野の七人』（一九六〇年アメリカ映画、ジョン・スタージェス監督）も大ヒットした。そしてさらに『マグニフィセント・セブン』（二〇一六年アメリカ映画、アントワーン・フークア監督）として、またも蘇ることになった。

つまり本作は普遍的なテーマを持っていることなのだろう。男たちが集まり、他人のために全力で正義を尽くすということである。そして仲間を信じ、仲間のためにも全力で戦うのだ。これは一般社会でも医療・福祉施設にも通ずる大切なテーマかもしれない。

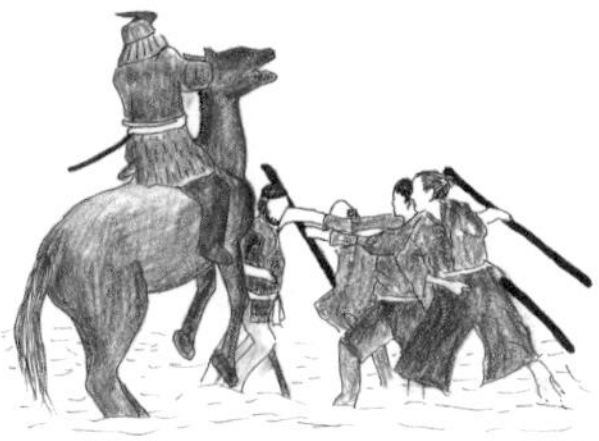
NORI.

『真夜中のカーボーイ』

Midnight Cowboy

一九六九年アメリカ映画　監督：ジョン・シュレンジャー

テキサス男の魅力で都会で成り上がろうと田舎から出てきた若者ジョー（ジョン・ボイド）は、カーボーイ姿で女性に声をかけるが、都会の女に逆に金を取られてしまう。そこにラッツォ（ダスティン・ホフマン）という小男で足の悪い男が、金持ちの女性を斡旋しようと声をかけてきた。しかし、金を渡したラッツォに紹介されたのは男色家で、ジョーは騙したとラッツォを問い詰めるが、すでに金を使い果たしていた。ラッツォは罪滅ぼしとジョーを自宅にしている廃ビルに住まわせ、共同生活を始めた。

少しずつ二人の生活がうまくいき始めたころ、ラッツォの持病が悪化し始める。ジョーは金持ちの男から奪った金で、ラッツォのあこがれの地、フロリダ行きのバスにラッツォを連れて乗り込むのだった……。

■筆者の独り言

ジョーが田舎から出ようとする冒頭シーンで流れる「うわさの男」（ニルソン）を聞くだけで、筆者は本作の持つ人生の哀愁や何かしらの郷愁を感じてしまうのだ。意気揚々と田舎から都会に来たジョーが、若さゆえ打ちのめされる姿やラッツォの何もかもが無い境遇を見るにつけ、自分の方が恵まれているとかではなく、ただただ共感してしまうのだ。本来まったく違う境遇なのに何故か二人の身の上がこころに沁み込んでくるのだ。最初は反発していた二人が徐々にお互いを必要としていく様子は、大切な人への感情や何か他者の気持ちを考えようとするときに似ているのではないだろうか。

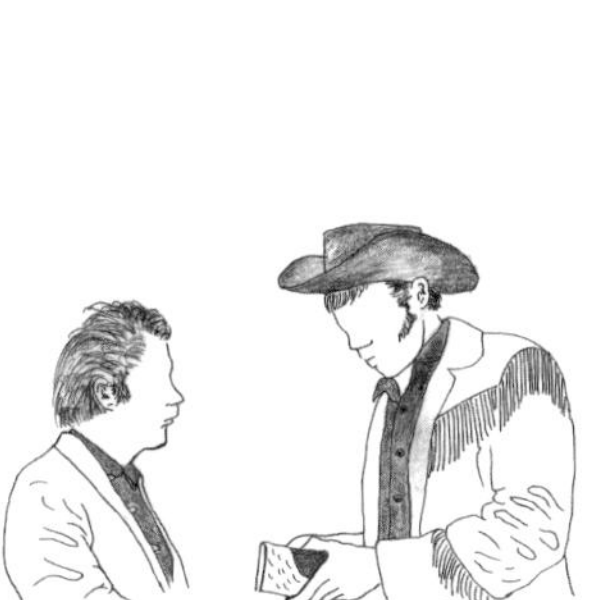

『幸せの黄色いハンカチ』

一九七七年日本映画　監督：山田洋次

刑務所から出所したばかりの島勇作（高倉健）は、フラれてやけになって工場をやめ、退職金で新車を買い、憧れの北海道へやってきた欣也（武田鉄矢）と欣也に声をかけられた朱美（桃井かおり）と海岸で知り合う。三人は一緒に北海道を旅することになった。そして勇作は出所した日に別れたはずの妻宛に一枚のハガキを出し、夕張を目指していたのだった。

帯広の駐車場で欣也が邪魔な止め方をしている車を蹴飛ばすとヤクザ風の男（たこ八郎）が出てきて欣也は殴られるが、勇作が男を撃退し、そのまま勇作が車を運転していった。ところが、検問にかかった時、勇作が免許を持っておらず、出所したばかりなことがわかってしまう。もよりの警察所に勇作は連れていかれるが、昔なじみの警官（渥美清）がいて、話はすぐに丸く収まり、勇作は釈放され、勇作は一度は断るが三人はまた旅を続けることになった。

そして勇作は二人に「もし、まだ一人暮らしで、俺を待っていてくれるなら……竿に黄色いハンカチをぶら下げておいてくれ」と書いたハガキを妻に送ったと打ち明ける。

そして三人は夕張を目指すのだった……。

■筆者の独り言

ピート・ハミルの「ニューヨーク・ポスト」誌に掲載したコラムを原作としている本作は、七〇年代はもとより日本映画を代表するロードムービーの名作である。

主役の高倉健をはじめ、当時新人の武田鉄矢、桃井かおり、そして倍賞千恵子、渥美清といった豪華な役者たちの演技もあり、第一回日本アカデミー賞をはじめ、国内の映画賞を総なめにした作品である。

そして海外でも『もしあなたがまだ私を愛しているなら』（一九八一年タイ映画、チャートリーチャルーム・ユコン監督）や『イエロー・ハンカチーフ』（二〇〇八年アメリカ映画、ウダヤン・プラサッド監督）等、リメイクされ、アメリカ版には桃井かおりがゲスト出演している。

「人生はやり直せる」のだと改めて世界中に知らしめた作品でもあった。

『グラン・トリノ』 Gran Torino

二〇〇八年アメリカ映画　監督：クリント・イーストウッド

元フォードの自動車工だったポーランド系アメリカ人のコワルスキー（クリント・イーストウッド）は、日本車が台頭する自動車の町デトロイトで隠居生活を送っていた。自らを嫌われ者というほど（妻は世界一だったという）、あまりの頑固さで息子たちにも嫌われ、少ない友人たちと悪態をついて憂さ晴らしする日々だった。

ある日、ギャングにそそのかされて車（愛車グラン・トリノ）を盗みに来た少年タオ（ビー・ヴァン）に銃を向けると、タオは逃げてしまう。そして不良からタオや姉スー（アーニー・ハー）を救ったことで一家から歓待を受け、タオを一人前の男にしてくれるよう頼まれる。

コワルスキーはあまり乗り気ではなく、また体が病魔に蝕まれていることを知る。そのようなとき、ギャングがまたタオに嫌がらせをし、コワルスキーはギャングに報復する。しかし、ギャングの復讐により、タオの家には銃弾が乱射され、スーは凌辱されてしまう。

そしてコワルスキーは、タオたちのため、すべてを懸けた作戦を実行するのだった……。

■筆者の独り言

本作のタイトルである「グラン・トリノ」はフォードの往年の車種（一九七六年まで生産）の名である。つまりはコワルスキーはすでに生産の終わった車、隠居した古い人間ということである。したがって息子たちとも疎遠であり、他人のことなど眼中になかったはずである。しかし、仕事を通して成長していくタオの姿に、フォードを五〇年勤め上げた男の心に火が付くのである。しかし、余命わずかの自分が、ずっとタオたちを守り通せることはできないと考え、自分と引き換えにタオたちを守るのであった。それは、自らの人生の終焉を知っているからこその作戦だったのだろう。人生を重ねてきたからこその人間の強さである。ここまでではないが、昔はこういう頑固親爺が近所に一人はいた気がする。

『ゴジラ』

一九五四年日本映画　監督：本多猪四郎

太平洋で日本の南海サルベージ所属の貨物船「栄光丸」が謎の沈没事故を起こし、救助に向かった船も同様の運命となった。その後、大戸島に謎の巨大生物が上陸し、島は壊滅状態となる。大戸島の伝説の怪物になぞらえてゴジラ（スーツアクター：中島春雄）と命名された怪獣に政府もやっと対策に乗り出した。そして古生物学者の山根博士（志村喬）は大戸島での調査により、残留放射能等から水爆実験で生息地を追われ出現したのではないかと推察する。生物として研究対象とも考える山根博士に対し、南海サルベージの所員で山根博士の娘恵美子（河内桃子）の恋人尾形（宝田明）は、恵美子の元婚約者の芹沢博士（平田昭彦）の発明した「オキシジェン・デストロイヤー」だけがゴジラを倒せるものと恵美子とともに芹沢博士を説得するのだった。

しかし、芹沢博士は世間に知られると悪用されると、どうしても説得に応じなかったが、自分がゴジラの側まで行って作動させることを条件にようやく納得し、尾形とともに海へ潜っていくのだった……。

■筆者の独り言

本作の主役ともいえるゴジラは、日本が世界に誇るキャラクターであり、本作から『シン・ゴジラ』（二〇一六年日本映画、庵野秀明・樋口真嗣監督）まで二九作あり、三〇作目は初めてのアニメーション映画『GODZILLA』（二〇一七年日本アニメ映画、静野孔文監督）になることも決定しているそうであり、アメリカ版ゴジラもレジェンダリー・ピクチャーズ製作の続作が決まっているとのことである（映画「シン・ゴジラ」公式サイトより）。

したがって本シリーズ（一作でも）知ることで、さまざまな年代の人たちとコミュニケーションをとりやすくなるかもしれない。それだけの知名度と魅力に溢れているのだ。

そしてもしかしたら、外国人とも……。

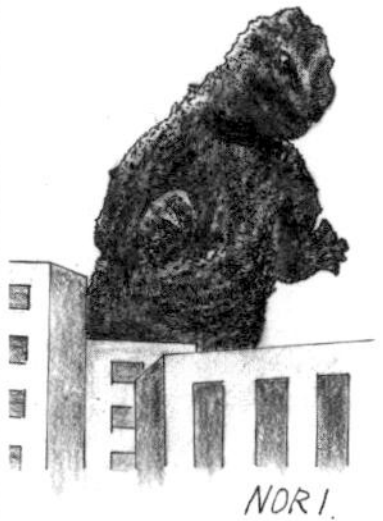

まだまだ「Plus人生編」で紹介したかった作品

『シェーン』（一九五三年アメリカ映画、ジョージ・スティーヴンス監督）
流れ者のガンマンが、悪徳業者から農民を守り、黙って去っていく……男子が憧れる作品。

『生きる』（一九五二年日本映画、黒澤明監督）
余命宣告を受けた役人が事なかれ主義をやめ、住民のために……人生の大切さを問う名作。

『男はつらいよ寅次郎ハイビスカスの花』（一九八〇年日本映画、山田洋次監督）
珍しく最後までマドンナが寅さんに惚れている。人に寄り添う大切さを寅さんに学ぶ。

『ニュー・シネマ・パラダイス』（一九八八年イタリア映画、ジュゼッペ・トルナトーレ監督）
映画に魅せられた男が人生を振り返る……映画好きなら、ラストは感涙必死の名作。

『いまを生きる』（一九八九年アメリカ映画、ピーター・ウィアー監督）
型破りな教師を通し「生きること」の意味をロビン・ウィリアムズが残してくれた名作。

『ショーシャンクの空に』（一九九四年アメリカ映画、フランク・ダラボン監督）

冤罪で刑務所に入った男が人生を取り戻そうとする姿を司法の問題点とともに描く秀作。

『ライフ・イズ・ビューティフル』（一九九九年イタリア映画、ロベルト・ベニーニ監督）

幸せな家族がナチスのホロコーストの犠牲に……。家族の大切さを描く傑作。

『ホノカアボーイ』（二〇〇九年日本映画、真田敦監督）

ハワイ島に実在する町ホノカアを舞台に魅力的な人々が織りなす心に優しく切ない作品。

『ヴィンセントが教えてくれたこと』（二〇一四年アメリカ映画、セオドア・メルフィ監督）

虚しい人生を送る中年男が、面倒を見ることになった少年との友情で人生が再生する。

スクリーンの中の介護・福祉法規

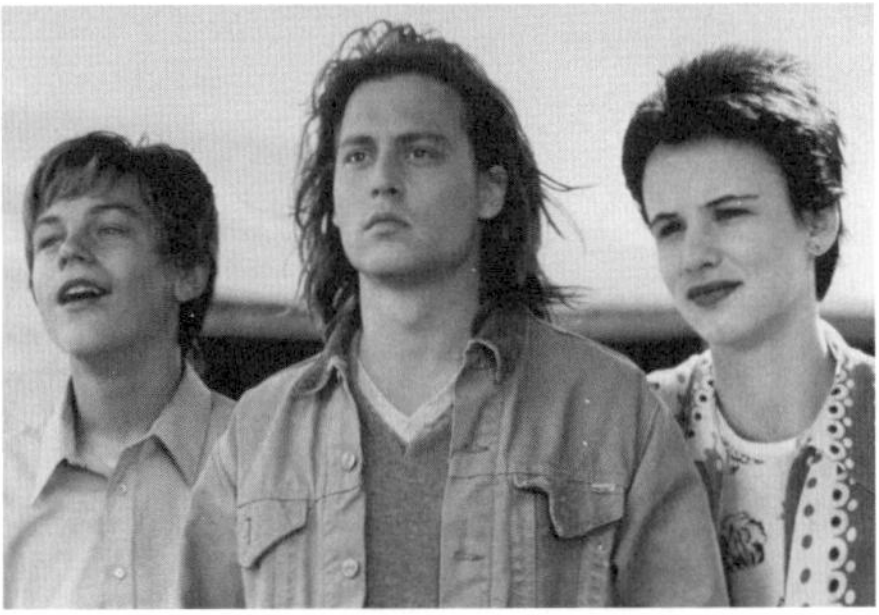

第12幕　ギルバート・グレイプ
© Everett Collection/amanaimages

第11幕　身体障害者福祉法

『エレファント・マン』

The Elephant Man

一九八〇年アメリカ・イギリス映画　監督：デヴィット・リンチ

第11幕は『エレファント・マン』である。『イレイザーヘッド』（一九七六年）でデビューした鬼才デヴィット・リンチ監督の衝撃作として、世界にその名を轟かした作品である。わが国の公開当時（一九八一年）ホラーとも怪奇映画とも呼ばれた本作だが、ヒューマンドラマとしても大きな感動を与えた名作でもある。

一九世紀末のロンドンを舞台にその奇怪な容姿から「エレファント・マン」と呼ばれたジョン・メリック（ジョン・ハート）は、見世物とされながら生きていた。ある日、その見世物小屋を訪れた外科医フレデリック・トリーブス（アンソニー・ホプキンス）の目にとまり、研究のため彼の病院へと引き取られたが、その変形した奇怪な容姿と様子から知能はほとんどないと思われていた。しかしある夜、自分が教えていない聖書の内容を唱えるメリックの姿を見て、その容姿のまま知能を持って生きてきたことを知る。想像を絶するような過酷な人生でも誠実に生きてきたことを思い、彼は心から嗚咽し、自らの偽善を恥じるのだった。それからトリーブスは、メリックを一人の人間として人々に紹介するようになったのである。また、メリックは誰にもまねができないほど精巧な模型をつくり、その繊細さと高い知能で周囲をおどろかせた。しかし、人々が善意の同情を見せるたび、本作には「悪意のない残酷さ、好奇心という非情」というものが浮き彫りとなっていく。異形の者を本心としては受け入れない社会のあり方を観る者の心に重く訴えてくるのだ。人々の好奇と同情の目にさらされていたメリックは、疲れていても、その変形した体ゆえ横になって寝ることは死を意味するのであった。しかし、ずっと普通の人と同じように寝ることにあこがれていたメリックは……。

■今の日本の法制度なら

もちろんメリックは日本でなら「身体障害者福祉法」の身体障害者の範囲に含まれる。肢体不自由であり心肺機能や呼吸機能にも障害があろうと思えるからだ。同法ではそのような障害により、長期にわたって日常生活または社会生活に相当の制限を受ける者に対し身体障害者手帳を交付し、その援助や必要な保護を行うこととなる。平成二六年の厚生労働省が行った全国在宅身障児・者等実態調査では、肢体不自由者が推計三九三・七万人となっており、圧倒的に多い。しかし、メリックほどの奇形を伴った身障者はあまり例がないものと思える。そして彼の心を救うには、異形の者に対する差別や偏見など、社会のあり方自体を変えなければならない。法制度がすべてではないのだ。倫理観の向上こそ社会の礎である。今の日本にメリックは生きられるのだろうか……。

■筆者の独り言

本作には『羊たちの沈黙』（一九九〇年アメリカ映画、ジョナサン・デミ監督）でアカデミー主演男優賞を受賞し、その後の『ハンニバル』（二〇〇一年アメリカ映画、リドリー・スコット監督）、『レッド・ドラゴン』（二〇〇二年アメリカ映画、ブレット・ラトナー監督）のハンニバル・レクター博士役三作で注目されたアンソニー・ホプキンスがトリーブス医師役で出演しているが、レクター博士役とは正反対の善意の常識人を演じている。

そしてデヴィット・リンチ監督が、本作の前に『イレイザーヘッド』（一九七七年アメリカ映画）を撮り、本作後『ツイン・ピークス』（一九九〇年アメリカ映画）のＴＶドラマを撮ったことから、やはり怪奇趣味監督で、本作も実は悪趣味ではないかという批評もある。

しかし後日、『ストレイト・ストーリー』（一九九九年アメリカ映画）というヒューマンドラマを撮ったことを考えれば、彼の異形に対する憧憬ともとれる怪奇趣味も「普通さ」のなかに隠れる真実の残酷さを見せたままのヒューマニズムも、すでに本作のときから垣間見えていたように思える。

そして本作は一九八〇年のアメリカ、イギリス双方のアカデミー賞作品賞、主演男優賞、監督賞、脚本賞、第九回アボリアッツ・ファンタスティック映画祭グランプリを受賞するなど高い評価を得ている。

また、本作は公開当時にはホラーとも怪奇映画とも呼ばれたことは述べたが、筆者もどんな奇形か見てみたいという好奇心で映画館に行ったのは事実である（予告編ではメリックは頭から袋をかぶり顔が見えないシーンであった）。しかし、上映後は筆者だけではなく、多くの観客が打ちのめされ、自分の道徳観を問い直したい衝動に駆られた。確かに感動したが、何か後ろめたい感情が消せないのである。ラストシーンでメリックが「I am not an animal. I am a human being !」（僕は動物じゃない。僕は人間だ！）と叫ぶシーンでは、場内のあちらこちらで啜り泣きが聞こえたのを記憶している。それは感動でもあり、自戒の念でもあったのだろう。

本作は実在した主人公を描き、原作となっている著作も実在したジョセフ・メリック（一八六二～一八九〇年）の主治医フレデリック・トリーブスのものである。上映当時、「普通の人」とはいかに残酷な善意を持っているのかと突き付けられ、心が重くなった人は多かった。しかし、過酷な人生を誠実に生きたメリックの存在も真実だと考えれば、今の世界でも美しく誠実な心を持ち続けられることを信じられるはずだ。世界が変わるのではなくわれわれ「普通の人」が変わるべきなのかもしれない。

参考法令

「身体障害者福祉法」抜粋

第一条　この法律は、障害者の日常生活及び社会生活を総合的に支援するための法律（平成十七年法律第百二十三号）と相まつて、身体障害者の自立と社会経済活動への参加を促進するため、身体障害者を援助し、及び必要に応じて保護し、もつて身体障害者の福祉の増進を図ることを目的とする。

第二条　すべて身体障害者は、自ら進んでその障害を克服し、その有する能力を活用することにより、社会経済活動に参加することができるように努めなければならない。

2．すべて身体障害者は、社会を構成する一員として社会、経済、文化その他あらゆる分野の活動に参加する機会を与えられるものとする。（国、地方公共団体及び国民の責務）

第三条　国及び地方公共団体は、前条に規定する理念が実現されるように配慮して、身体障害者の自立と社会経済活動への参加を促進するための援助と必要な保護（以下「更生援護」という。）を総合的に実施するように努めなければならない。

2．国民は、社会連帯の理念に基づき、身体障害者がその障害を克服し、社会経済活動に参加しようとする努力に対し、協力するように努めなければならない。

第四条　この法律において、「身体障害者」とは、別表に掲げる身体上の障害がある十八歳以上の者であって、都道府県知事から身体障害者手帳の交付を受けたものをいう。

第四条の二　この法律において、「身体障害者生活訓練等事業」とは、身体障害者に対する点字又は手話の訓練その他の身体障害者が日常生活又は社会生活を営むために必要な厚生労働省令で定める訓練その他の援助を提供する事業をいう。

2．この法律において、「手話通訳事業」とは、聴覚、言語機能又は音声機能の障害のため、音声言語により意思疎通を図ることに支障がある身体障害者（以下この項において「聴覚障害者等」という。）につき、手話通訳等（手話その他厚生労働省令で定める方法により聴覚障害者等とその他の者の意思疎通を仲介することをいう。第三十四条において同じ。）に関する便宜を供与する事業をいう。

3．この法律において、「介助犬訓練事業」とは、介助犬（身体障害者補助犬法（平成十四年法律第四十九号）第二条第三項に規定する介助犬をいう。以下同じ。）の訓練を行うとともに、肢体の不自由な身体障害者に対し、介助犬の利用に必要な訓練を行う事業をいい、「聴導犬訓練事業」とは、聴導犬（同条第四項に規定する聴導犬をいう。以下同じ。）の訓練を行うとともに、聴覚障害のある身体障害者に対し、聴導犬の利用に必要な訓練を行う事業をいう。

第十五条　身体に障害のある者は、都道府県知事の定める医師の診断書を添えて、その居住地（居住地を有しないときは、その現在地）の都道府県知事に身体障害者手帳の交付を申請することができる。ただし、本人が十五歳に満たないときは、その保護者（親権を行う者及び後見人をいう。ただし、児童福祉法第二十七条第一項第三号又は第二十七条の二の規定により里親に委託され、又は児童福祉施設に入所した児童については、当該里親又は児童福祉施設の長とする。以下同じ。）が代わって申請するものとする。

『ギルバート・グレイプ』

What's Eating Gilbert Grape

一九九三年アメリカ映画　監督：ラッセ・ハルストレム

第12幕は『ギルバート・グレイプ』である。アイオワ州エンドーラという町を二四年間出たことのないギルバート（ジョニー・デップ）は、知的障害を持つ弟アーニー（レオナルド・ディカプリオ）と二人の姉妹、そして夫の自殺後に過食症で二五〇キロに太ってしまった母親（ダーレン・ケイツ）と暮らしている。外界を知らないギルバートはキャンピングカーで旅するベッキー（ジュリエット・ルイス）と出会い、互いに惹かれ合うようになる。しかし、ギルバートには弟や母親の世話があり、ベッキーへの感情と家族からの束縛の間で次第に苦悩していく……。

決してきれいごとではすまされない内容だが、出演者の名演も手伝って、さわやかな感動と優しい気持ちでラストシーンを迎えることができる作品に仕上がっている。すがすがしい旅立ちとして心に残るラストである。

■今の日本の法制度なら

さて、ギルバートの家族だが、今の福祉や社会保障制度で救われる道はないのだろうか。まず、弟のアーニーだが、劇中で一八歳の誕生日を迎えることになる。それまでは一七歳で「児童福祉法」上の施設の利用や児童相談所のソーシャルワーカーに相談することもできる。また、二〇〇一年一二月より民生委員を児童委員にあてることができるようになり、身近な相談者となることが期待され、アーニーにもなんらかの助言がなされたであろう。そしてアーニーが一八歳をすぎれば、「知的障害者福祉法」の適用となり居住地の福祉事務所が窓口となって、市町村（特別区含む。）の援護を受けることができる制度となっている。

そして母親だが、夫の自殺で独り身になったとき、ギルバートが未成年であったなら、「母子及び父子並びに寡婦福祉法」の母子家庭にあたり母子福祉資金の貸し付けや母子福祉施設の利用が可能となる。しかし、映画の設定上ギルバートが二四歳ということでは難しいかも（彼が母親の扶養なら話は変わるが）。居間のソファからほとんど動かない母親だが、アーニーが警察に連れて行かれたときに杖があったとはいえ、自力で歩行したことを考えれば四〇歳以上であっても介護保険の認定には至らないだろう。ただ、過度の肥満であることから糖尿病性腎症などの「介護保険法」上の特定疾病と診断がなされれば要介護認定がおりるかもしれないが…。

■筆者の独り言

この作品は当時若手だった二人の有能な俳優が支えていると言っても過言ではない。主演のジョニー・デップは『シザーハンズ』（一九九〇年アメリカ映画、ティム・バートン監督）のときから気になっていたが、心優しいが陰のある役はどちらの作品においてもはまり役であった。彼の抑えた演技が重くなりがちな場面でもさわやかな後口にさせてくれたと思える。その後は『パイレーツ・オブ・カリビアン／呪われた海賊たち』（二〇〇三年アメリカ映画、ゴア・ヴァービンスキー監督）の大ヒットで世界的スターの仲間入りすることは、誰もが知るところである。コアなファンなら『エルム街の悪夢』（一九八四年アメリカ映画、ウェス・クレイヴン監督）や『プラトーン』（一九八六年アメリカ映画、オリバー・ストーン監督）、『妹の恋人』（一九九三年アメリカ映画、ジェレマイア・チェチック監督）も忘れられないと思うかもしれない。

そして特筆すべきが、アーニーを演じたレオナルド・ディカプリオである。彼の演技はまさに神がかり的としか言えまい。本当の障害者が演じていたと聞かされれば、ほとんどの人は信じるであろうと思える迫真の演技であった。ディカプリオはこの作品でアカデミー賞助演男優賞にノミネートされ、スターへの階段を昇り始めることになる。しかし、オスカーは『逃亡者』(一九九三年アメリカ映画、アンドリュー・デイヴィス監督)のトミー・リー・ジョーンズ(今や缶コーヒーのCMで、日本社会に溶け込み、哀愁を漂わせた宇宙人役の方が身近な方もいよう)が手にすることになり、その後『タイタニック』(一九九七年アメリカ映画、ジェームズ・キャメロン監督)で大スターとなるが、俳優として本作を超える作品がないと長きに言われることは、残念なところであった。

『タイタニック』でディカプリオファンとなった人にはぜひ本作を見てほしい。ディカプリオはアイドルではなく、こんなにも上手い役者なのだということを知ってもらえるだろう。

大スターになった後も『アビエイター』(二〇〇四年アメリカ映画、マーティン・スコセッシ監督)や『ウルフ・オブ・ウォールストリート』(二〇一三年アメリカ映画、マーティン・スコセッシ監督)で主演男優賞にノミネートはされたりしたが、アカデミー賞受賞には無縁であった。もちろん『ディパーテッド』(二〇〇六年アメリカ映画、マーティン・スコセッシ監督)で受賞しても良かったと思う方も多いいだろう。

そして本作から二十二年、『レヴェナント　蘇えりし者』（二〇一五年アメリカ映画、アレハンドロ・ゴンサレス・イニャリトゥ監督）で、念願の第八八回アカデミー賞主演男優賞のオスカーを手にすることになるのだ。

だからこそ公開時に「本年度最も心を打つ映画」と称賛された本作は一見の価値がある。

参考法令

「知的障害者福祉法」抜粋

第十条　市町村の設置する福祉事務所又はその長は、この法律の施行に関し、主として前条第五項各号に掲げる業務又は同条第六項及び第七項の規定による市町村長の業務を行うものとする。

2．市の設置する福祉事務所に知的障害者福祉司を置いている福祉事務所があるときは、当該市の知的障害者福祉司を置いていない福祉事務所の長は、十八歳以上の知的障害者に係る専門的相談指導については、当該市の知的障害者福祉司の技術的援助及び助言を求めなければならない。

3．市町村の設置する福祉事務所のうち知的障害者福祉司を置いている福祉事務所の長は、十八歳以上の知的障害者に係る専門的相談指導を行うに当たって、特に専門的な知識及び技術を必要とする場合には、知的障害者更生相談所の技術的援助及び助言を求めなければならない。

「母子及び父子並びに寡婦福祉法」抜粋

第十三条　都道府県は、配偶者のない女子で現に児童を扶養しているもの又はその扶養している児童（配偶者のない女子で現に児童を扶養しているものが同時に民法第八百七十七条の規定により二十歳以上である子その他これに準ずる者を扶養している場合におけるその二十歳以上である子その他これに準ずる者を含む。以下この項及び第三項において同じ。）に対し、配偶者のない女子の経済的自立の助成と生活意欲の助長を図り、あわせてその扶養している児童の福祉を増進するため、次に掲げる資金を貸し付けることができる。

一．事業を開始し、又は継続するのに必要な資金

二．配偶者のない女子が扶養している児童の修学に必要な資金

三．配偶者のない女子又はその者が扶養している児童が事業を開始し、又は就職するために必要な知識技能を習得するのに必要な資金

四．前三号に掲げるもののほか、配偶者のない女子及びその者が扶養している児童の福祉のために必要な資金であって政令で定めるもの

「介護保険法」抜粋

第七条　この法律において「要介護状態」とは、身体上又は精神上の障害があるために、入浴、排せつ、食事等の日常生活における基本的な動作の全部又は一部について、厚生労働省令で定める期間にわたり継続して、常時介護を要すると見込まれる状態であって、その介護の必要の程度に応じて厚生労働省令で定める区分（以下「要介護状態区分」という。）のいずれかに該当するもの（要支援状態に該当するものを除く。）をいう。

2．この法律において「要支援状態」とは、身体上若しくは精神上の障害があるために入浴、排せつ、食事等の

日常生活における基本的な動作の全部若しくは一部について厚生労働省令で定める期間にわたり継続して常時介護を要する状態の軽減若しくは悪化の防止に特に資する支援を要すると見込まれ、又は身体上若しくは精神上の障害があるために厚生労働省令で定める期間にわたり継続して日常生活を営むのに支障があると見込まれる状態であって、支援の必要の程度に応じて厚生労働省令で定める区分（以下「要支援状態区分」という。）のいずれかに該当するものをいう。

3．この法律において「要介護者」とは、次の各号のいずれかに該当する者をいう。

一．要介護状態にある六十五歳以上の者

二．要介護状態にある四十歳以上六十五歳未満の者であって、その要介護状態の原因である身体上又は精神上の障害が加齢に伴って生ずる心身の変化に起因する疾病であって政令で定めるもの（以下「特定疾病」という。）によって生じたものであるもの

4．この法律において「要支援者」とは、次の各号のいずれかに該当する者をいう。

一．要支援状態にある六十五歳以上の者

二．要支援状態にある四十歳以上六十五歳未満の者であって、その要支援状態の原因である身体上又は精神上の障害が特定疾病によって生じたものであるもの

第13幕　知的障害者福祉法・母子及び父子並びに寡婦福祉法・児童福祉法

『アイ・アム・サム』

I am Sam

二〇〇一年アメリカ映画　監督：ジェシー・ネルソン

第13幕は『アイ・アム・サム』である。本作品のテーマは親子愛である。しかも、知的障害者の父親が子どもを育てていけるのかという問題がストーリーに織り込まれていく。そして全編に流れる音楽は「ルーシー・イン・ザ・スカイ・ウィズ・ダイアモンズ」ほか、すべてがシェリル・クロウらのカバーするビートルズ・ナンバーである。

自閉症の知的障害者であるサム（ショーン・ペン）は、ビートルズのことは何でも知っているが七歳程度にしか知能が発達していない。そんな彼が娘ルーシー（ダコタ・ファニング）を授かってしまうことから物語は始まる。しかし、ルーシーが七歳になったとき、児童福祉局のカウンセラー（ロレッタ・ディヴァイン）から養育能力がないとされ、ルーシーを施設に入れ里親に託すべきと判断される。ルーシーと離れたくないサムは仲間の勧めから敏腕弁護士を雇おうとする。彼が訪れた大手法律事務所の女性弁護士リタ（ミシェル・ファイファー）はお金もなく障害もあるサムを体よく追い払おうとするが、息子との関係などで混乱しているうちにボランティアで弁護を引き受けることになってしまう。最初は仕方なく弁護をし始めるリタだが、強い絆で結ばれたサムとルーシーの親子愛を見るうちに、自分と息子の関係を重ねるように裁判に情熱を注ぎ込むようになる。しかし、裁判はリタの奮闘もむなしく、サムに不利な方向へと進んでいく……。

この作品は硬派な社会派ドラマでもなく、障害者が奇跡を起こすファンタジーでもない。それでも本作を魅力的にしているのは真っ直ぐに普通の親子愛を描いたことである。

サムを演じたショーン・ペンは、この作品で第七四回アカデミー賞主演男優賞にノミネートされているが、決してオーバーな演技ではなく、知らない人が見れば本当の障害者が演じているから愚直な演技なのだろうと見えるほどである。

障害者だからではなく、自分の娘だから真っ直ぐ愛してる！　親だから普通に子どもを愛してる！　それがこの映画のすべてである。

■今の日本の法制度なら

知的障害のあるサムが日本に居住していたなら、知的障害者福祉法により原則居住地の市町村による更生援護をうけることになる。

ちなみに平成一五年度からは知的障害者の福祉サービスの仕組みも大きく変化している。施設入所措置事務等が、都道府県から町村へ移譲されている。また、これまでは知的障害者（または知的障害児）が施設に入所すると国がすべきケアを施設が代わって行うということで「措置費」という名目で施設にお金が払われていた。それが現在、「支援費」という名目に変わり、障害者が中心となったということである。ただしケアの責任が国ではなく、障害者自身になったことも認識しなければならない。

さて、現在の日本では知的障害者の婚姻、出産を拒む明確な法規はない。だが、現実には軽度の知的障害の例であり、本作のように七歳程度の知能レベルのサムとルーシーが一緒に住むということは難しいであろう。ルーシーは児童福祉法により児童福祉施設で生活するか養子ということになるのではないか。したがって本作の設定はわが国においてはファンタジーなのかもしれない。サムのようなケースで、スターバックスやピザハットで働く光景は、日本ではまず見ることがないことは残念ではある。ただ、日本においてもアメリカでも現実の児童相談所やカウンセラーは決して敵ではない。彼らの努力で多くの子どもたちが救われている事実を忘れてはならない。

そして、もしサムに対するさまざまな条件がクリアされるなら、「母子及び父子並びに寡婦福祉法」によって、ルーシーとの生活資金の貸し付けも行われるかもしれない。

■筆者の独り言

確かに本作は完璧な設定とはいえないだろう。しかし十分すぎるほどの魅力にあふれている。ショーン・ペン演じるサムがルーシーと分かれるときの悲しげな表情は、『タップス』（一九八一年アメリカ映画、ハロルド・ベッカー監督）のラストシーンでブライアン（ティモシー・ハットン）の亡骸を泣きながら抱えていたアレックス（ショーン・ペン）の表情のそれであった。無垢なサムを演ずる彼に若き日の初々しさを感じたのだ。

そして登場人物で最も注目を浴びたのはルーシー役のダコタ・ファニングだろう。彼女の知的な少女役は近年公開された作品で最も日本人に愛される可憐さを秘めていたといえる。そして彼女がぬいぐるみを持って毎夜サムのアパートを訪れる姿がかわいかったという人がいたが、実はリタの息子もぬいぐるみを抱いて寝ているシーンがある。子どもはみんな親の愛を待っている！

ダコタ・ファニングは本作以降も『マイ・ボディガード』(二〇〇四年アメリカ映画、トニー・スコット監督)、『宇宙戦争』(二〇〇五年アメリカ映画、スティーヴン・スピルバーグ監督)、『シャーロットのおくりもの』(二〇〇六年アメリカ映画、ゲイリー・ウィニック監督)や『17歳のエンディングノート』(二〇一二年アメリカ映画、オル・パーカー監督)等で演技派女優としての階段を昇って行った。二十歳を過ぎた今では、雑誌ELLEの表紙を飾るほどの美女となった。天は二物を与えたわけである。また、日本との関わりとしては、『となりのトトロ』(一九八八年日本映画、宮崎駿監督)のディズニー英語版(二〇〇四年公開)で声優(草壁サツキ役)を務めている。

もうひとつ大きな魅力が、全編にちりばめられたビートルズのカバー曲と歌詞を意識した台詞である。主題歌となった「トゥ・オブ・アス」(エイミー・マン&マイケル・ペン)、最後のサッカーシーンに使用された「ブラックバード」(サラ・マクラクラン)、エンディングの「マザー・ネイチャーズ・サン」(シェリル・クロウ)等のカバー曲も秀逸だったが、ビートルズの曲を知っているからこそ、印象に残るセリフがある。

それは、父親を物足りないだろうといわれたルーシーが答えた「All You Need Is Love(愛こそはすべて)」という言葉である。あれは本当に心に刺さった。

もう一幕

『チョコレートドーナツ』

Any Day Now

二〇一二年アメリカ映画　監督：トラヴィス・ファイン

子どもと暮らすために奮闘する大人のドラマといえば、本作も秀逸である。『アイ・アム・サム』との違いは、障害は子どもの方にある点だ。では、子どもの障害が大人が引き取ることへの最大の問題点かといえば、そうではない。親になりたいルディ・ドナテロ（アラン・カミング）とポール・フラガー（ギャレット・ディラハント）の二人がゲイのカップルだったからだ。

歌手を目指しながらショーパブでパフォーマーをしているルディは、隣の部屋のダウン症の少年マルコ（アイザック・レイヴァ）の母が危険薬物の所持で逮捕され、マルコが施設に連れていかれたことを知った。何度も施設を脱走するマルコをほっておけなかったルディは、ショーパブで知り合った恋人のポールに頼み（ポールはゲイではあることを隠している検察官）、二人はいとこ同士としてマルコの母親から親権の委託を取り付け、マルコと三人で暮らすことになった。

マルコは初めて学校に通い、ルディは食事をポールは宿題を手伝うなど、二人は本当の家族のようにマルコを愛していた。

しかし、ある日二人がゲイのカップルであることが知られてしまい、マルコは家庭局に連れていかれ、ポールは仕事を失ってしまう。二人は絶望にくれるが、何とかもう一度裁判所へ向かう決心をするのだった。ハッピーエンドが大好きなマルコのために……。

■筆者のもう一言

子どもには障害があって、母親は薬物中毒者、監護権を得ようとしたカップルはゲイと、問題が山積みなストーリーであるが、全編に素晴らしい愛と優しさが一杯詰まっている。本作は、登場人物たちの誰もが誰かを求め、誰かを守ろうと必死に頑張る物語である。そして本当の平等と正義とは何かを静かに訴えかけてくれる。見ている誰もがマルコのためにルディとポールと一緒に戦いたくなるのだ。そして作中にもそう考える者たちが一人また一人と増えることになる。最後のポールからの手紙が関係者に配られた時、あれほど静かに誠実に真実を伝えることができるのかと、自問してしまうほど感銘を受けた。

本作は全米の映画祭の観客賞を総なめにしたことから、見る者に大きな感動を与えたことがわかる。そしてこの愛に満ちた物語は一九七〇年代に実際にあった話をモデルにしている。この世界の愛は、まだ終わってはないのだと思える一作である。

参考法令

「知的障害者福祉法」抜粋

第一条の二　すべての知的障害者は、その有する能力を活用することにより、進んで社会経済活動に参加するよう努めなければならない。

2．すべての知的障害者は、社会を構成する一員として、社会、経済、文化その他あらゆる分野の活動に参加する機会を与えられるものとする。

第二条　国及び地方公共団体は、前条に規定する理念が実現されるように配慮して、知的障害者の福祉について国民の理解を深めるとともに、知的障害者の自立と社会経済活動への参加を促進するための援助と必要な保護（以下「更生援護」という。）の実施に努めなければならない。

2．国民は、知的障害者の福祉について理解を深めるとともに、社会連帯の理念に基づき、知的障害者が社会経済活動に参加しようとする努力に対し、協力するように努めなければならない。

この法律に定める知的障害者又はその介護を行う者に対する市町村（特別区を含む。以下同じ。）による更生援護は、その知的障害者の居住地の市町村が行うものとする。ただし、知的障害者が居住地を有しないか、又は明らかでない者であるときは、その知的障害者の現在地の市町村が行うものとする。

6．その設置する福祉事務所（「社会福祉法」第十四条による。）に定める福祉に関する事務所をいう。以下同じ。）に知的障害者の福祉に関する事務をつかさどる職員（以下「知的障害者福祉司」という。）を置いていない市町村の長及び福祉事務所を設置していない町村の長は、前項第三号に掲げる業務のうち専門的な知識及び技術を必要とするもの（次条第二項及び第三項において「専門的相談指導」という。）であつて十八歳以上の知的障害者に係るものについては、知的障害者の更生援護に関する相談所（以下「知的障害者更生相談所」という。）の技術的援助及び助言を求めなければならない。

「児童福祉法」抜粋

第十二条　都道府県は、児童相談所を設置しなければならない。

二．児童相談所は、児童の福祉に関し、主として前条第一項第一号に掲げる業務（市町村職員の研修を除く。）並びに同項第二号ロからホまで及び第三号に掲げる業務並びに障害者の日常生活及び社会生活を総合的に支援するための法律第二十二条第二項 及び第三項 並びに第二十六条第一項 に規定する業務を行うものとする。

三．都道府県は、児童相談所が前項に規定する業務のうち法律に関する専門的な知識経験を必要とするものを適切かつ円滑に行うことの重要性に鑑み、児童相談所における弁護士の配置又はこれに準ずる措置を行うものとする。

四．児童相談所は、必要に応じ、巡回して、第二項に規定する業務（前条第一項第二号ホに掲げる業務を除く。）を行うことができる。

五．児童相談所長は、その管轄区域内の社会福祉法に規定する福祉に関する事務所（以下「福祉事務所」という。）の長（以下「福祉事務所長」という。）に必要な調査を委嘱することができる。

「母子及び父子並びに寡婦福祉法」については、第十二幕の参考法令を参照のこと。

第14幕　老人福祉法・介護保険法

『ペコロスの母に会いに行く』

二〇一三年日本映画　監督：森﨑東

第14幕は、岡野雄一の介護日誌漫画『ペコロスの母に会いに行く』を原作とした老いと介護問題をテーマにした心温まる作品である。

長崎に住む団塊の独身サラリーマン岡野ゆういち（岩松了）は、夫（加瀬亮）の死後に認知症を発症した母みつえ（赤木春江）と二人暮らしであった。ゆういちは暇さえあれば漫画を描いたり、ペコロス岡野として音楽活動をする日々であったが、みつえの認知症が徐々に進み、一人では面倒を見られなくなっていた。

ケアマネージャの勧めもあり、みつえを介護施設に入れることとなった。最初は嫌がっていたが、しばらくするとゆういちの顔もよくわからなくなり、ペコロス（ちいさな玉ねぎ）のようなはげ頭でやっとゆういちと思い出すのだった。そしてみつえの記憶は夫との出会い、苦労した少女時代や亡くなった妹へと過去へ遡っていき、その記憶と嬉しそうに過ごすようになっていた。

そしてあることを思い立ったゆういちは、長崎のランタン祭りへみつえを連れ出すのだった……。

■今の日本の法制度なら

ゆういちの母みつえのような高齢者をフォローするための老人福祉制度の主な根拠法は、「老人福祉法」と「介護保険法」である。

「老人福祉法」が制定され改訂されてきた背景には、年を追うごとに老齢人口が増加し、一方では、家族制度の変革、扶養意識の変化、核家族の進行、住宅事情の悪化等、老人をとりまく状況が一段と深刻になってきたことにある。一九七〇年には、六五歳以上の老齢人口が全人口の七%にとどまっていたが、二〇一四年（平成二六年）には二六・〇%を占め、21世紀のピーク時（二〇二五年）には三〇・三%に達することが予測されている。そして、みつえが入所する老人施設も二〇一四年には介護老人福祉施設が約四九万人分、介護老人保健施設が約三六万人分と増えてきている。ちなみにみつえが入所するグループホームは、同法第五条の二第六項にある「認知症対応型老人共同生活援助事業」にあたるものと考えられる。

また「介護保険法」については、二〇〇〇年に介護サービスを開始した。二〇〇六年からは予防重視型システムに転換するなど、高齢化に伴って生ずる心身の変化に起因する疾病等を原因として要介護状態や要支援状態にある人が、日常生活を健全に営むことができるよう、必要な保健医療サービス及び福祉サービスの給付を行うことを目的としている。

現在、高齢者の増加に対して、介護職員の不足やその待遇の改善が問題になっており、みつえのように笑顔で接してくれる職員が多数いる施設に入所できることは、現状では誰もが望めるものではなくなる恐れもあるのだ。

■筆者の独り言

本作は第四二回日本漫画家協会賞優秀賞を受賞した原作をもとにしている。舞台となった長崎県のお国訛りもあり、暗くならずに母親の介護の大変さを描いている。もちろん、ペコロスことゆういち役を岩松了が演ずる姿を見ていても、実際こうなったら辛いだろうと思える場面もあった。それでも岩松了のすばらしい演技で、時には大笑いし、時にはしんみりと感動させてもらえる。実はもう一つ筆者は、本作をより身近に感じていたわけがある。それは中学からの旧友高橋君が、ペコロスそっくりの容貌で（ごめんなさい）、今でもロックを愛し音楽活動を続けていることだ。そしてペコロス同様、良い人である。

もう一人の主役、映画初主演となる母みつえ役の赤木春江の名演も光っている。赤木は本作クランク時八八歳を過ぎており、ギネス世界記録に「世界最高齢で映画初主演女優」として認定されている。「三年B組金八先生」の君塚校長役で彼女を見ていた世代としては、感慨深いものがある。さらにそこに竹中直人、温水洋一等の芸達者な出演者たちが、心地いい空気を持ち込むことで、全体として大きな感動と笑いが訪れる作品となっている。

本作は二〇一三年第八七回キネマ旬報ベスト・テン日本映画第一位に輝いている。

もう一幕

『メゾン・ド・ヒミコ』

二〇〇五年日本映画　監督：犬童一心

本作は『ジョゼと虎と魚たち』（二〇〇三年日本映画）の犬童一心監督と脚本の渡辺あやが再

びタッグを組んで、ゲイのための老人ホームを舞台に作り上げた美しく物悲しく心に響く作品である。

海辺にある老人ホーム「メゾン・ド・ヒミコ」は、銀座コリドー街にあったゲイバーのママ卑弥呼（田中泯）が、引退後にゲイのために建てた老人ホームだった。そして卑弥呼は末期のガンであり、恋人の美しい青年岸本春彦（オダギリジョー）は、卑弥呼が家を出たきり会っていない娘、吉田沙織（柴咲コウ）に高給と遺産の話をしながら週一回ホームを手伝うよう頼むのであった。そして沙織には、数年前に他界した母の入院費で借金があった。

気は進まないが借金があるためホームにやって来た沙織は、その存在すら認めたくなかった父卑弥呼に再会するが、ホームも含めてすべてに嫌悪感を持ち、卑弥呼の方も困惑を隠しきれなかった。

沙織はある日、ホームに飾ってあった写真から父が家を出てからも母と会っていたことを知る。それでも父をなかなか受け入れられない沙織だったが、口の悪いルビィ（歌澤寅右衛門）や紳士の政木（柳澤愼一）たちホームの住人との交流のなか、少しずつ心に変化が表れていった。そんなとき、いつも一番元気だったルビィが脳梗塞で倒れてしまう。そして卑弥呼の身にも……。

■筆者のもう一言

とにかく美しく優しいトーンの作品である。特にホームの住人たちは、多くの人生経験を積み、社会での偏見を通ってきたからなのか、他者も自分も傷つかないよう生きている。しかし、その強さもホームの中だけであり、外の社会や家族に対しては弱さだけしか見せられないのだ。それでもホームにいたずらを仕掛けた中学生がいつの間にか理解者になったり、沙織が次第にホームの住人たちを理解し自らも成長していく様子が温かく丁寧に描かれている。そして見ている側も段々とホームの一員として彼らの行く末を心配し、その世界にはまり込んでいくことになるのだ。

出演者たちも素晴らしい。オダギリジョーはいつになく素直に美しい青年役を演じ、柴咲コウは不思議なほどチャーミングだ。しかし、最も印象的なのは卑弥呼を演じる田中泯である。気高く凛とした佇まいは、ホームの支柱であると同時に、本作「メゾン・ド・ヒミコ」が持つ美しさそのものでもある。ダンサーたる田中泯の真骨頂を本作で見られたことは特筆すべきことだろう。

また、全編を流れる細野晴臣の音楽も魅力の一つである。

参考法令
「老人福祉法」抜粋
第五条の二　この法律において、「老人居宅生活支援事業」とは、老人居宅介護等事業、老人デイサービス事業、老人短期入所事業、小規模多機能型居宅介護事業、認知症対応型老人共同生活援助事業及び複合型サービス福祉事業をいう。
2．この法律において、「老人居宅介護等事業」とは、第十条の四第一項第一号の措置に係る者又は介護保険法（平成九年法律第百二十三号）の規定による訪問介護に係る居宅介護サービス費若しくは定期巡回・随時対応型訪問介護看護若しくは夜間対応型訪問介護に係る地域密着型介護サービス費の支給に係る者その他の政令で定める者につき、これらの者の居宅において入浴、排せつ、食事等の介護その他の日常生活を営むのに必要な便宜であつて厚生労働省令で定めるものを供与する事業又は同法第百十五条の四十五第一項第一号イに規定する第一号訪問事業（以下「第一号訪問事業」という。）であつて厚生労働省令で定めるものをいう。
3．この法律において、「老人デイサービス事業」とは、第十条の四第一項第二号の措置に係る者又は介護保険法の規定による通所介護に係る居宅介護サービス費、地域密着型通所介護若しくは認知症対応型通所介護に係る地域密着型介護サービス費若しくは介護予防認知症対応型通所介護に係る地域密着型介護予防サービス費の支給に係る者その他の政令で定める者（その者を現に養護する者を含む。）を特別養護老人ホームその他の厚生労働省令で定める施設に通わせ、これらの者につき入浴、排せつ、食事等の介護、機能訓練、介護方法の指導その他の厚生労働省令で定める便宜を供与する事業又は同法第百十五条の四十五第一項第一号ロに規定する第一号通所事業（以下「第一号通所事業」という。）であつて厚生労働省令で定めるものをいう。
4．この法律において、「老人短期入所事業」とは、第十条の四第一項第三号の措置に係る者又は介護保険法の規定による短期入所生活介護に係る居宅介護サービス費若しくは介護予防短期入所生活介護に係る介護予防サービス費の支給に係る者その他の政令で定める者を特別養護老人ホームその他の厚生労働省令で定める施設に短期間入所させ、養護する事業をいう。

5．この法律において、「小規模多機能型居宅介護事業」とは、第十条の四第一項第四号の措置に係る者又は介護保険法　の規定による小規模多機能型居宅介護に係る地域密着型介護サービス費若しくは介護予防小規模多機能型居宅介護に係る地域密着型介護予防サービス費の支給に係る者その他の政令で定める者につき、これらの者の心身の状況、置かれている環境等に応じて、それらの者の選択に基づき、それらの者の居宅において、又は厚生労働省令で定めるサービスの拠点に通わせ、若しくは短期間宿泊させ、当該拠点において、入浴、排せつ、食事等の介護その他の日常生活を営むのに必要な便宜であつて厚生労働省令で定めるもの及び機能訓練を供与する事業をいう。

6．この法律において、「認知症対応型老人共同生活援助事業」とは、第十条の四第一項第五号の措置に係る者又は介護保険法　の規定による認知症対応型共同生活介護に係る地域密着型介護サービス費若しくは介護予防認知症対応型共同生活介護に係る地域密着型介護予防サービス費の支給に係る者その他の政令で定める者につき、これらの者が共同生活を営むべき住居において入浴、排せつ、食事等の介護その他の日常生活上の援助を行う事業をいう。

第五条の三　この法律において、「老人福祉施設」とは、老人デイサービスセンター、老人短期入所施設、養護老人ホーム、特別養護老人ホーム、軽費老人ホーム、老人福祉センター及び老人介護支援センターをいう。

「介護保険法」抜粋

第一条　この法律は、加齢に伴って生ずる心身の変化に起因する疾病等により要介護状態となり、入浴、排せつ、食事等の介護、機能訓練並びに看護及び療養上の管理その他の医療を要する者等について、これらの者が尊厳を保持し、その有する能力に応じ自立した日常生活を営むことができるよう、必要な保健医療サービス及び福祉サービスに係る給付を行うため、国民の共同連帯の理念に基づき介護保険制度を設け、その行う保険給付等に関して必要な事項を定め、もって国民の保健医療の向上及び福祉の増進を図ることを目的とする。

第二条　介護保険は、被保険者の要介護状態又は要支援状態（以下「要介護状態等」という。）に関し、必要な保険給付を行うものとする。

第三条　市町村及び特別区は、この法律の定めるところにより、介護保険を行うものとする。

2．市町村及び特別区は、介護保険に関する収入及び支出について、政令で定めるところにより、特別会計を設けなければならない。

第五条の二　国及び地方公共団体は、被保険者に対して認知症（脳血管疾患、アルツハイマー病その他の要因に基づく脳の器質的な変化により日常生活に支障が生じる程度にまで記憶機能及びその他の認知機能が低下した状態をいう。以下同じ。）に係る適切な保健医療サービス及び福祉サービスを提供するため、認知症の予防、診断及び治療並びに認知症である者の心身の特性に応じた介護方法に関する調査研究の推進並びにその成果の活用に努めるとともに、認知症である者の支援に係る人材の確保及び資質の向上を図るために必要な措置を講ずるよう努めなければならない。

第七条　この法律において「要介護状態」とは、身体上又は精神上の障害があるために、入浴、排せつ、食事等の日常生活における基本的な動作の全部又は一部について、厚生労働省令で定める期間にわたり継続して、常時介護を要すると見込まれる状態であって、その介護の必要の程度に応じて厚生労働省令で定める区分（以下「要介護状態区分」という。）のいずれかに該当するもの（要支援状態に該当するものを除く。）をいう。

第15幕　児童福祉法・民法

『小さな恋のメロディ』

Melody

一九七一年イギリス映画　監督：ワリス・フセイン

第15幕は、本国よりも日本で大ヒットした『小さな恋のメロディ』である。公開当時、平均年齢二七歳のメイン・スタッフと三二歳のワリス・フセイン監督、脚本を担当したのは二六歳だったアラン・パーカー（後に『ミッドナイト・エクスプレス』（一九七八年アメリカ映画、アラン・パーカー監督）で米・英のアカデミー賞受賞等、高い評価を得ることになる）である。若いスタッフたちが子どもたちとともに作り上げた初恋映画の大傑作である（日本だけかもしれないが）。そして「イン・ザ・モーニング」、「メロディ・フェア」、「若葉のころ」といったビージーズの名曲が全編を流れ、ＣＳＮ＆Ｙ（クロスビー・スティルス・ナッシュ＆ヤング）の「ティーチ・ユア・チルドレン」が印象的なラストを盛り上げている。

内気な一一歳の少年ダニエル（マーク・レスター）は、母から勧められて参加していた少年団で大胆で勝気なオンショー（ジャック・ワイルド）と知り合い、秘密の爆弾づくりの空き地からは大の仲良しとなった。あるとき、学校での女子のダンス教室をオンショーたちと覗いていたダニエルは、可憐な少女メロディ（トレイシー・ハイド）に一目ぼれしてしまう。そしてダニエルの好きを隠せない態度からメロディにも人づてに伝わってしまう。

オンショーを無視してしまうくらい彼女に夢中のダニエルは、何とかメロディと初めてのお墓デートをすることになるが、メロディに「私に直接言えばよかったのに」といわれる。そして墓地の中で、妻の死に「五〇年間の幸福」と記し、二か月後に妻を追うように夫も亡くなったと刻む墓碑を見つける。そして……。

メロディ：五十年の幸せって長いわ。

ダニエル：一年三学期で一五〇学期。

メロデイ：そんなに長く愛せる。

ダニエル：うん……。

メロディ：そんなに長くは無理ね。

ダニエル：愛せるよ。僕もう一週間も愛している。

と、ダニエルは初めてメロディ本人に愛の告白をする。

そしてある日二人は、学校をサボって遊園地やビーチでデートをし、いつか結婚しようと話すのだった。だがもちろん学校にばれ、二人は校長室へ呼び出されてしまう。そこで校長に結婚を宣言するが、何もわかっていないと校長に鼻で笑われた二人は、「好きだからずっと一緒にいたい、それが結婚ってことです……」と、強く言い返すのだった……。

これにより、友人たちにからかわれたダニエルはオンショーと取っ組み合いの喧嘩をし、メロディは困り果てた両親の前で泣き伏すのだった。

ところが今度は、オンショーや子どもたちが二人のために……。

■今の日本の法制度なら

だいたい休み時間にタバコを吸ったり、日々せっせと手作り爆弾を作ってる小学生に日本の「児童福祉法」をどう当てはめるべきか困るわけだが、ダニエルたちがどのように保護を受ける権利があるかといえば、「児童福祉法」第一条により「全て児童は、児童の権利に関する条約の精神にのつとり、適切に養育されること、その生活を保障されること、愛され、保護されること、その心身の健やかな成長及び発達並びにその自立が図られることその他の福祉を等しく保障される権利を有する。」とされている。同法第四条による児童とは、「満十八に満たないものをいい、さらに満一歳に満たないものを乳児、満一歳から小学校に就学前までを幼児、小学校就学時から満十八歳に満たない者を少年」としている。

さて、ダニエルとメロディは結婚を宣言したのだが、日本の「民法」では、第七百三十一条で婚姻適齢を男は一八歳、女は一六歳にならなければ婚姻をすることができないとしている。したがって、すぐには結婚できないが、「二〇歳まで待てない」とメロディは泣き崩れなくてもいいことになる。しかし、同第七百三十七条により、未成年者の婚姻は原則父母の同意(少なくともどちらか一方の)を得なければならないことから、両親の説得は必要になる。メロディの方はともかく、ダニエルの母親の説得は難しそうである……。

■筆者の独り言

本作は、「あなたの心のビタミン剤ね」と、うちの奥様に言われるくらい長年大好きな作品である。「クレヨンしんちゃん」(臼井儀人作)で有名な春日部の古びた映画館で、本作を初めて見たのはダニエルやメロディと同世代である。もうすぐあの墓碑に刻まれるくらい愛し続けていることになる。忙しい仕事や論文がやっと終わった時、何か自分とは違うことをしようとしていたときなど、何度となく見返してきたのだ。最初は名画座に通い、その後は録画したビデオテープ、DVD、BDと時を経てもその魅力は変わることなく、新たな発見もしながら何度でも見たくなる作品である。ご覧になっていない方は、ぜひ一度見ていただきたい。

本作は、本国イギリスでは評価されなかったのだが、主役のマーク・レスターとジャック・ワイルドが、第四一回英国アカデミー賞六部門を受賞した『オリバー!』（一九六八年イギリス映画、キャロル・リード監督）の子役コンビであり（ジャック・ワイルドは助演男優賞にノミネートされた）、本作との作風の違いが大きかったのかもしれない。また、子どもたちの描き方がリアルな分、イギリスやアメリカの文化になじまなかったのではという方もいる。また、日本では初恋映画として見られることが多いが、作中の内容として子どもたちと大人の戦い（戦争）、中流階級（ダニエル）と労働者階級（メロディやオンショー）の交流や描き方などに対して、イギリス的な捉え方もあるのではとも考えられる。

しかし、日本の六〇、七〇年代生まれの方を中心に多くの人に愛された作品である。オリジナル・サウンドトラックのCDも、日本でしか発売してないようなので、ラッキーだと思って本作を楽しんでいきたいと思っている。

参考法令

「児童福祉法」抜粋

第二条　全て国民は、児童が良好な環境において生まれ、かつ、社会のあらゆる分野において、児童の年齢及び発達の程度に応じて、その意見が尊重され、その最善の利益が優先して考慮され、心身ともに健やかに育成されるよう努めなければならない。

2．児童の保護者は、児童を心身ともに健やかに育成することについて第一義的責任を負う。

3．国及び地方公共団体は、児童の保護者とともに、児童を心身ともに健やかに育成する責任を負う。

前二条に規定するところは、児童の福祉を保障するための原理であり、この原理は、すべて児童に関する法令の施行にあたつて、常に尊重されなければならない。

第四条　この法律で、児童とは、満十八歳に満たない者をいい、児童を左のように分ける。

一．乳児　満一歳に満たない者

二．幼児　満一歳から、小学校就学の始期に達するまでの者

三．少年　小学校就学の始期から、満十八歳に達するまでの者

「民法」抜粋

第七百三十一条　男は、十八歳に、女は、十六歳にならなければ、婚姻をすることができない。

第七百三十七条　未成年の子が婚姻をするには、父母の同意を得なければならない。

2．父母の一方が同意しないときは、他の一方の同意だけで足りる。父母の一方が知れないとき、死亡したとき、又はその意思を表示することができないときも、同様とする。

第七百三十九条　婚姻は、戸籍法（昭和二十二年法律第二百二十四号）の定めるところにより届け出ることによって、その効力を生ずる。

2．前項の届出は、当事者双方及び成年の証人二人以上が署名した書面で、又はこれらの者から口頭で、しなければならない。

第七百四十条　婚姻の届出は、その婚姻が第七百三十一条から第七百三十七条まで及び前条第二項の規定その他の法令の規定に違反しないことを認めた後でなければ、受理することができない。

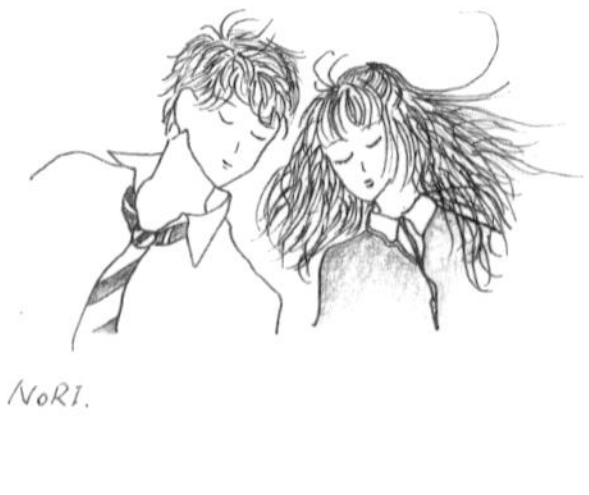

Plus

より良いコミュニケーションのために

Part3　青春・恋愛編

『シベールの日曜日』

Cybele ou les Dimanches de Ville d'Avray

一九六二年フランス映画　監督：セルジュ・ブールギニョン

第一次インドシナ戦争で負傷し、記憶喪失になった青年ピエール（ハーディ・クリューガー）は、パリで病院に勤務する看護婦マドレーヌ（ニコール・クールセル）と同棲していた。ピエールは、ある日修道院に入れられたフランソワーズと名乗る少女（パトリシア・ゴッジ）と出会い、マドレーヌがいない日曜ごとにフランソワーズを外に連れ出し、森の中で遊ぶようになる。

だが、周囲の大人たちは二人の関係を怪しみだしていた。そしてクリスマスの夜、フランソワーズは森の小屋にツリーを飾るピエールのもとを訪れ、本当の名前はシベールだと告げた。

そのとき、大人たちの通報を受けた警官が、二人のもとへ向かうのだった……。

■筆者の独り言

本作は設定だけ聞くとロリコン映画と勘違いされそうだが、全く違うものである。観ていくにつれ、お互いが心の隙間を埋めようとする本当の純愛ドラマだとわかってくる。ただ、女性が少女であることで余計な誤解を与えるのだろう。作中にも出てくるように、人は「理解できないものを異常とみる」ということなのだ。

　ピエールは理解できない周囲の大人から「危険人物」とみなされてしまう。結局ピエールを擁護するのは、彼と暮らしているマドレーヌが言う「あれは子どもが遊んでいるだけ」という言葉くらいだ。周囲の普通さの中で、二人が救われることはなかったのだ。

　だからこそ本作は、純愛を貫くストーリーからなのか、監督の意図なのか、ただただ美しく、そして悲しい……。

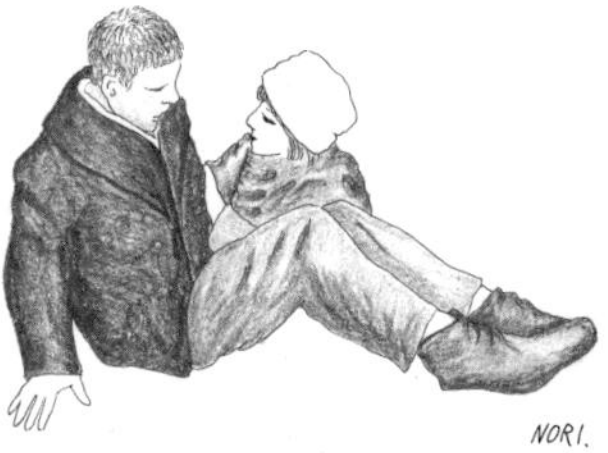

『アメリカン・グラフィティ』American Graffiti

一九七三年アメリカ映画　監督：ジョージ・ルーカス

一九六二年のカリフォルニア州の田舎町を舞台として、高校を卒業し旅立っていく若者たちの最後の一夜を描いたワンナイト・ストーリーである。

高校を卒業したカート（リチャード・ドレイファス）とスティーヴ（ロン・ハワード）翌日の朝には大学へ向かって旅立つことになっていた。スティーヴはカートの妹ローリー（シンディ・ウイリアムズ）と付き合っており、遠距離恋愛だから自由にしようとローリーに告げ、気まずい雰囲気になってしまう。一方カートは町を離れることをまだためらっていた。そしてスティーヴは町に残るテリー（チャールズ・マーティン・スミス）に戻るまで車の面倒を頼んだのだ。

カート、スティーヴとローリーは、思い出の場所をめぐることにするが、その途中カートは車ですれ違ったブロンド美人に一目ぼれしてしまう。一方スティーヴの車に乗りご機嫌なテリーは町一の走り屋ジョン（ポール・ル・マット）とお互いの車を見せびらかしながら町を走り、テリーはかわいい女の子デビー（キャンディ・クラーク）と知り合い、ジョンはもう一人の走り屋ボブ（ハリソン・フォード）とカーレースをすることになり、ボブの車にはスティーヴと気まずい関係になっていたローリーが乗っていた。

レースはボブの車がコースを外れ横転したことで決着し、スティーヴは取り乱したローリーをきつく抱きしめたのだった。

そして翌朝、それぞれの旅立ちのときが来た……。

■筆者の独り言

本作はジョージ・ルーカス監督がカリフォルニア州デモストでの自身の高校時代をモデルに製作した青春映画の傑作である。旅立ちまでの一夜をケンカ、恋愛、友情、カーレースと誰でも感傷に浸るような甘美で切ない時代を「ワンナイト」に凝縮して鮮やかに切り取って見せている。そしてロック・アラウンド・ザ・クロック（ビル・ヘイリー&ザ・コメッツ）に始まり、ラストのオール・サマー・ロング（ザ・ビーチ・ボーイズ）まで全編に流れる六〇年代のオールディーズを聞くだけでもわくわくすること間違いなしである。

『さらば青春の光』 Quadrophenia

一九七九年イギリス映画　監督：フランク・ロッダム

モッズの青年ジミー（フィル・ダニエルズ）は、会社の郵便係という退屈な仕事が嫌で、モッズ仲間のデイブ（マーク・ウィンゲット）たちとアンフェタミン（覚せい剤）やスクーターにはまったり、敵対するロッカーズたちとのケンカに日々を過ごしていた。

そして、ジミーたちの話題は、週末にブライトン・ビーチでロッカーズと決着をつけることでもちきりだった。そして週末のブライトン・ビーチでモッズとロッカーズの乱闘が始まるのだった。結局、警官隊に両者が追われ、エースらとともにジミーも逮捕され、大金の罰金を科されてしまう。しかしエースは裁判で罰金を小切手で払うと判事に申し出て、仲間の喝さいを浴びた。

一方ジミーは、部屋でアンフェタミンを見つけられたことから家からは出され、会社も辞めることになってしまった。虚しさの中、あの週末の海岸に行き、とぼとぼ歩いていたジミーは、クロームのスクーターを見つける。そして彼が見たものは……。

■筆者の独り言

本作は一九六〇年代のロンドンの若者たちの青春の光と影をモッズファッションや音楽にのせて映し出した作品である。

また、公開からしばらくたっても、各地の名画座をまわって見るようなコアなファンもいた。東京の名画座で同じサークルの女の子にばったり会った時、彼女が先週は群馬まで見に行ったなどと話していたのを思い出した。

一九六〇年代も筆者の頃もそして今も、青春に光と影が付いてまわるのは変わらない気がしている。また、作中ではモッズとロッカーズに分かれて対立しているが、当時どちらも若者から支持を受けたり、けなされたりしていたわけである。

日本のロックなら、ザ・コレクターズがいいかザ・ブルーハーツがいいかみたいなものだが……私はどっちも好きである。

『鉄塔 武蔵野線』

一九九七年日本映画　監督：長尾直樹

東京に住む小学六年生の環見晴（伊藤淳史）は、両親の離婚で二学期から母の実家がある長崎県に引っ越すことになっていた。

夏休みのある日、見晴は鉄塔に「武蔵野線七十一」と書かれたプレートを見つけた。そして隣の鉄塔には「七十」の文字があり、見晴は近所の二歳下の暁を誘って、武蔵野線の鉄塔を逆にたどり「一」番のプレートを目指す自転車での旅に出ることにした。

最初こそ順調に進んでいたが、暁の自転車がパンクし、やがて暗くなるにしたがって二人はだんだん心細くなってしまい、大きな川に出たところで暁は見晴を残して帰ってしまう。見晴はどうしてもあきらめられず、親に嘘をついて野宿をしながら進んでいった。翌日暁がまた合流し、旅は続くかに思われたが、四号鉄塔のところで巡視員に見つかり、旅は未完に終わってしまった。

一年後中学生になった見晴は、父の訃報で上京し、そのまま旅を再開してしまうが、最後の一号鉄塔は変電所の中にあり、立ち入ることができなかった。

しかし、あるチャンスが巡ってくるのだった……。

■筆者の独り言

ロードムービーの体であるが、小学生からの話なので、派手なエピソードは出てこない。見晴が暁の母親に恋心を抱くことくらいである。

本作の舞台は東京の保谷市（現在の西東京市）から始まるが、筆者はその隣の小平市で小学生の大半を送っていたことから、画面に映る風景はまるで原風景のようだった。武蔵野台地にあり、玉川上水が流れ、場所によっては東京だということを忘れてしまうような、自然豊かな様子が作中でも描かれていた。

少年期を過ぎた方なら、誰もが思い出す少年の日々である。派手ではなくとも、そこに本作の魅力の大部分が詰まっているような気がするのだ。

見晴を演じた伊藤淳史も「チビノリダー」から立派に成長し、今や主役級の俳優なのだから……。

青春は音楽と恋愛に出会う

『ゴッド・ヘルプ・ザ・ガール』 God Help the Girl

二〇一四年イギリス映画　監督：ステュアート・マードック

本作は、スコットランドの人気バンド「ベル・アンド・セバスチャン」のステュアート・マードックが自らのソロ・アルバム「ゴッド・ヘルプ・ザ・ガール」の世界観をもとに作り上げたミュージカル映画である。

スコットランドのグラスゴーで拒食症により入院していた少女イヴ（エミリー・ブラウニング）は、ひとりピアノで作曲する日々だが、ある日病院を抜け出してライブハウスを訪れた。そのとき演奏していた青年ジェームズ（オリー・アレクサンデル）と知り合い、彼の音楽仲間のキャシー（ハンナ・マリー）と音楽活動を始めることになった。

いつかレコードを出すことが夢のジェームスは秘かにイヴに恋をしていて、年下のキャシーはいつも明るく積極的であり、イヴは音楽と仲間を通して少しずつ心の平安を取り戻していった。そしてそれはいつまでも続くはずだった……。

■筆者の独り言

とにかく本作は監督のステュアート・マードックのセンスが全編にちりばめられている。それは音楽だけにとどまらず、登場人物の描き方やファッションにまで及んでいるのだ。もちろん音楽は素晴らしく、ビターでスィートなメロディが随所で流れ、かつての日本で渋谷系と言われた「ピチカートファイブ」、「オリジナル・ラヴ」や「フリッパーズギター」(後にソロになった小沢健二の「ラブリー」がCM等で有名)等のキャッチーでお洒落な音楽を彷彿させてしまうのだ。

そして作中でもイヴたちが音楽と出合うことが中核をなしており、「ボーイ&ガール・ミーツ・ミュージック」であり、恋愛よりも音楽という勢いで物語が進んでいく……。

二〇一四年サンダンス映画祭で審査員特別賞を受賞した本作はポップなミュージカル映画である。

『アオハライド』

二〇一四年日本映画　監督：三木孝浩

中学時代に出会い、お互い特別な想いを抱いていたのに何も伝えられないまま離れてしまった吉岡双葉（本田翼）と馬淵（田中）洸（東出昌大）は、高校になって洸の転校からまたクラスメートとなった。双葉は今度はうまく話そうとすぐに洸のもとにいくが、洸は親の離婚から苗字も田中から馬淵に変わり、明るく優しかった性格もすっかり変わっていた。

それでも何とか洸と交流を続ける双葉は、洸の時折見せる優しさに昔の面影を見つけながら、また洸に強く惹かれていく。

そしてデートの約束をするが、当日になり洸は長崎にいて来られないというのだった…。

■筆者の独り言

本作の登場人物は、皆、誰かを想いながらうまく交わることができないのである。双葉は洸を想いながら洸が同じ境遇の成海（高畑充希）のもとへ行くと、寂しさから好きと打ち明ける菊池（千葉雄大）と会ってみたり、双葉の友人槙田悠里（藤本泉）も洸が好きだったが双葉の気持ちを知り、双葉を応援したりする。そして洸も成海の側にいようと決めるが、双葉を諦めきれないでいる。それぞれが誰かへの想いを持ちながら、相手にしっかり伝わっていかない。青春時代のもどかしさと純粋さが交差する物語の中で一人ブレがないのが、洸の親友小湊（吉沢亮）なのだが、後半特に彼の存在が心地よいことが、本作のラストへの流れに良いテーストと落ち着きを与えている気がする。

誰かを想うこと、それが家族、友だち、そして恋人でも、誰にとっても大切な感情なのだと、その難しさとともに心に染み入るように見せてくれる作品である。

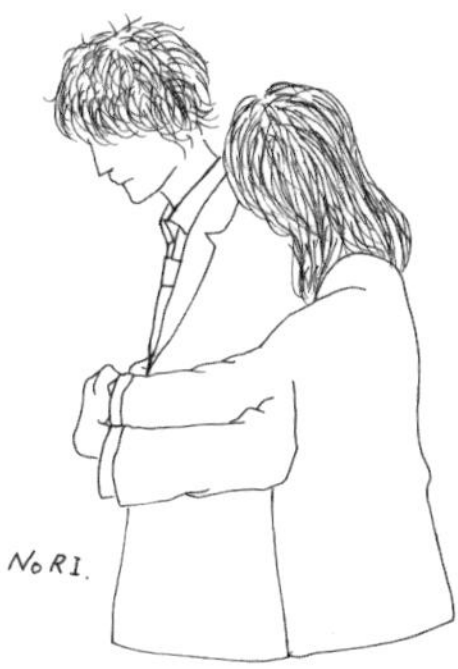

誰でも傷つき、誰でも恋をする

『好きにならずにいられない』

VIRGIN MOUNTAIN

二〇一五年アイスランド・デンマーク映画　監督：ダーグル・カウリ

空港の荷物係フーシ（グンナル・ヨンソン）は、四三歳独身オタクで恋愛経験なしの大男、少女といるだけで不審人物に間違われるような容貌だった。そこで見かねた母親が、気晴らしと人との交流があるよう、ダンス教室のクーポン券をプレゼントするのだった。

しかしフーシは、しぶしぶ行ったダンス教室も入り口までで戻ってしまった。車で帰ろうとしたき、吹雪いてきたので送ってほしいと頼んできたシェヴン（リムル・クリスチャンスドッティル）と知り合い、不器用ながらもすぐに恋に落ちてしまう。しかしシェヴンは心に傷を負っていたのだった。フーシはダンス教室にも仕事にも来ないシェヴンの家を訪ねるが、彼女の心はぼろぼろになっていた。それでも仕事まで代わり優しく接するフーシに彼女は少しずつ心を開き、フーシを愛するようになっていったが……。

■筆者の独り言

黙っていれば殺人犯、少女といたら誘拐犯というフーシの見た目だが、本当は誰よりも心優しい大男、彼の恋がどうなってしまうのか、見ていくうちにどんどん気になってしまうのだ。話し方もゆっくりで言葉少なく、不器用を絵に書いたようなフーシと心に傷を負ったシェヴンのまるで北欧の雪に静かに埋もれて行くような恋模様が切なく美しい。

本作はフランシス・フォード・コッポラ監督が絶賛し、二〇一五年ノルディック映画賞も受賞している。北欧映画特有のリアリティ（第六幕『ダンサー・イン・ザ・ダーク』にも通ずる）の中にもどこか暖かく、主人公フーシもチャーミングに描かれていた。

フーシ、君を好きにならずにいられない……。

まだまだ「plus 青春・恋愛編」で紹介したかった作品

『ローマの休日』（一九五三年アメリカ映画、ウィリアム・ワイラー監督）
小国の王女様と新聞記者との恋をローマを舞台に描く普遍的恋愛映画の傑作。

『わんぱく戦争』（一九六二年フランス映画、イヴ・ロベール監督）
子ども時代の戦争ごっこや命の大切さ学ぶなどの少年期の友情を鮮やかに描いた傑作。

『十六歳の戦争』（一九七六年－一九七三年製作－日本映画、松本俊夫監督）
戦争の悲惨さを背景としながらも秋吉久美子の可憐さと下田逸郎の音楽が秀逸。

『櫻の園』（一九九〇年日本映画、中原俊監督）
女子高の演劇部を舞台に思春期だけが持つ心の揺らめきを描き出した作品。

『シザーハンズ』（一九九〇年アメリカ映画、ティム・バートン監督）
人以上に純真な心を持つ人造人間と人間の娘キムとの愛の物語。

『打ち上げ花火、下から見るか？横から見るか？』（一九九五年－一九九三年TV－、

日本映画、岩井俊二監督）

小学生の男子二人は女子との駆け落ちをかけた秘密の賭けをする。アニメ映画化も予定。

『ノッキン・オン・ヘブンズ・ドア』（一九九七年ドイツ映画トーマス・ヤーン監督）

不治の病を宣告された若者二人が、最後に海を見るため旅に出る。男の友情が魅力の作品。

『ナビィの恋』（一九九九年日本映画、中江裕司監督）

沖縄の粟国島を舞台に都会から戻った奈々子と祖母ナビィの恋を沖縄音楽にのせて描く。

『天然コケッコー』（二〇〇七年日本映画、山下敦弘監督）

島根県浜田の小中学生で六人の分校を舞台に、初恋や日常の生活をみずみずしく描く。

『僕の初恋をキミに捧ぐ』（二〇〇九、新城毅彦監督）

二十歳まで生きられない少年と初恋の彼を支えようとする少女の珠玉の恋愛映画。

『時をかける少女』（二〇一〇年日本映画、谷口正晃監督）

薬学者である母と母の大切な約束を過去に戻って果たそうとする娘の二人の青春物語。

『ストロボ・エッジ』（二〇一五年日本映画、廣木隆一監督）

恋に無縁な女子高生が学校中の憧れの男子と知り合い、初めて……。そして「壁ドン」だ。

スクリーンの中の薬事法規

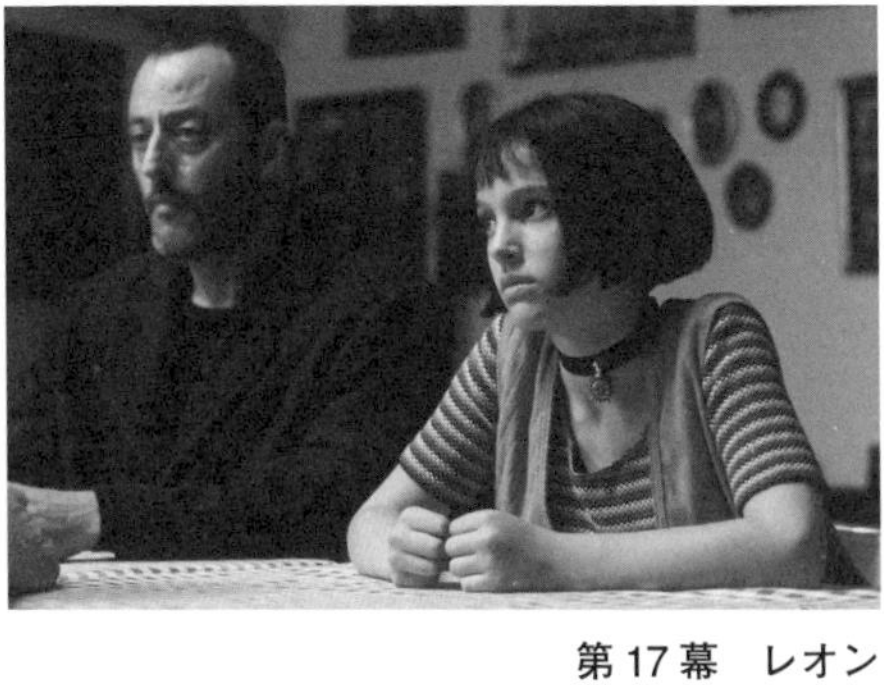

第 17 幕　レオン

© Allstar/amanaimages

第16幕　医薬品、医療機器等の品質、有効性及び安全性の確保等に関する法律

『ドラッグストア・ガール』

二〇〇四年日本映画　監督：本木克英

第16幕は『ドラッグストア・ガール』である。今をときめくクドカンこと宮藤官九郎が書き下ろした脚本に田中麗奈が主演し、『釣りバカ日誌』シリーズの本木克英が監督した作品である。薬学部三年生の女の子が薬さじをクロス（ラクロスの網部分）に持ち替えて田舎の商店街にサプリメント効果をもたらすコメディ映画であり、エンディング・テーマ曲になっているテクノ・ポップの金字塔、「ラジオ・スターの悲劇」（歌：The Buggles）とともに元気の出る映画となっている。

薬科大三年でラクロス部の大林恵子（田中麗奈）は、ひどい振られ方をされたショックから飛び乗った列車の終点まで行ってしまう。その終着駅である摩狭尾《まさお》の町には「バンブーロード商店

街」というさびれた商店街があった。そして一癖も二癖もある住人たちが住み、さまざまな商品を安く提供する大手ドラッグストア「ハッスルドラッグ」の進出に戦々恐々としていた。ふとしたことから「ハッスルドラッグ」のアルバイト店員をすることになってしまった恵子は商店街の住人、薬局の鍋島（柄本明）、酒屋の山田（伊武雅刀）、パン屋の沼田（三宅裕司）、僧侶の済念（六平直政）、そしてホームレスのジェロニモ（徳井優）に一目ぼれされてしまう。恵子に好かれたいがために商店街の面々は見よう見まねでラクロスの練習に明け暮れるが……。

■今の日本の法制度なら

さて、本作の後半はラクロスのシーンが目立ってしまうのだが、メインタイトルは『ドラッグストア・ガール』であり、薬局や薬剤師についてのシーンもいろいろと出てくる。しかし一般的には薬品を扱っている薬局と薬店（店舗販売業）の見分けも知られていないのが現状である。現在の「医薬品、医療機器等の品質、有効性及び安全性の確保等に関する法律」（いわゆる医薬品医療機器等法）等でいえば、原則的には次のようになる。

㈠薬局：薬剤師が常駐し、医療用医薬品を医師の処方せんにより調剤ができ、一般用医薬品（市販薬、ＯＴＣ薬ともいう）の販売もできる。

㈡薬店：店舗販売業：薬剤師がいればすべての一般用医薬品の販売ができ、登録販売者の場合は、第二類と第三類の一般用医薬品を販売できる。薬局ではないので調剤は行えない。

㈢配置販売業：医薬品をあらかじめ各家庭に配置し、後に使用した薬の代金を回収する方法で販売する。店舗販売業同様に調剤は行えない。

なお、薬局には名称制限があり、薬局でない場合には薬局の名称を使用することはできないことになっている。このため薬店の店舗名称は「〇〇薬品」「〇〇ドラッグストア」などとなる。したがって本作の「ハッスルドラッグ」は、店舗販売業と考えるのが自然である。ところが、作中で医師（杉浦直樹）が薬局の鍋島に向かって「あのドラッグストアは、お前のところと違って遅くまで調剤してくれるし」というシーンがある。それでは薬店であるドラッグストアで処方せんを扱うことがあるのだろうか。

そこで以前同僚であった臨床系のH教授に聞いてみたところ、「通常、ドラッグストアを名乗っているのは薬店が多く、その場合調剤を行うことはできないが、調剤室を持つ薬局がドラッグストアを名乗っている場合がある。本来は患者さんやお客さんを混乱させないために調剤を行うなら薬局を名乗るほうが望ましいが、法的に強制できるものではないので」とのことであった。

■筆者の独り言

本作は売れっ子の宮藤官九郎（以下、クドカンとする。）の脚本となるわけだが、正直、完璧にシンクロとはいかなかったようだ。田中麗奈を生かすには脇役陣が個性的すぎ、釣りバカ流のテンポにクドカンの脚本は乗り切れなかったように感じた。では面白くなかったかといえばそうではない。名作傑作とは言われなくとも、本作のコピー「サプリメント＋コメディ」という点は十分に感じられ楽しめたのも事実である。重ねて言えば、名作といえずとも快作であったのだ。

さて、脚本のクドカンであるが、本作までは『GO』（二〇〇一年日本映画、行定勲監督）、『ピンポン』（二〇〇二年日本映画、曽利文彦監督）、『アイデン＆ティティ』（二〇〇三年本映画、田口トモロヲ監督）、『ゼブラーマン』（二〇〇三年日本映画、三池崇史監督）など、話題作ばかりであるが、どちらかといえば屈折していたり、複雑な背景を持つ人物像を描くことが多かったクドカンにしては本作はさわやかすぎたのかもしれない。その後も『舞妓Haaaan!!!』（二〇〇七年日本映画、水田伸生監督）、『少年メリケンサック』（二〇〇九年日本映画、宮藤官九郎監督）、『ゼブラーマン－ゼブラシティの逆襲』（二〇一〇年日本映画、三池崇史監督）、『中学生円山』（二〇一三年日本映画、宮藤官九郎監督）、『TOO YOUNG TO DIE! 若くして死ぬ』（二〇一六年日本映画、宮藤官九郎監督）等、他にもヒット作が目白押しで、自ら監督した作品も数多くある。

また、主役の田中麗奈は意志が強くハキハキした薬学生を熱演していて、ヒロインとして適役であろう。そして、とにかくオヤジたち脇役陣が柄本明、三宅裕司、伊武雅刀、六平直政、徳井優、荒川良々等のくせ者揃いで、出てくるだけで何が起こるか楽しみなのだ。

しかし、クドカン本人が「ことのはじまりは田中麗奈さんのファンで、映画の仕上がりは麗奈さんが可愛く写っていればＯＫでした」と言っているのだからまあいいのだろう。そういう筆者も「ことのはじまりは薬学部の教員として、ぜひ本作を扱ってみたかった」なのだから……。好きこそ物の上手なれ。

参考法令

「医薬品、医療機器等の品質、有効性及び安全性の確保等に関する法律」抜粋

第一条　この法律は、医薬品、医薬部外品、化粧品、医療機器及び再生医療等製品（以下「医薬品等」という。）の品質、有効性及び安全性の確保並びにこれらの使用による保健衛生上の危害の発生及び拡大の防止のために必要な規制を行うとともに、指定薬物の規制に関する措置を講ずるほか、医療上特にその必要性が高い医薬品、医療機器及び再生医療等製品の研究開発の促進のために必要な措置を講ずることにより、保健衛生の向上を図ることを目的とする。

第四条　薬局は、その所在地の都道府県知事（その所在地が保健所を設置する市又は特別区の区域にある場合に

おいては、市長又は区長。次項、第七条第三項並びに第十条第一項（第三十八条第一項並びに第四十条第一項及び第二項において準用する場合を含む。）及び第二項（第三十八条第一項において準用する場合を含む。）において同じ。）の許可を受けなければ、開設してはならない。

2．前項の許可を受けようとする者は、厚生労働省令で定めるところにより、次に掲げる事項を記載した申請書をその薬局の所在地の都道府県知事に提出しなければならない。

一．氏名又は名称及び住所並びに法人にあつては、その代表者の氏名

二．その薬局の名称及び所在地

三．その薬局の構造設備の概要

四．その薬局において調剤及び調剤された薬剤の販売又は授与の業務を行う体制の概要並びにその薬局において医薬品の販売業を併せ行う場合にあつては医薬品の販売又は授与の業務を行う体制の概要

5．この条において、次の各号に掲げる用語の意義は、当該各号に定めるところによる。

一．登録販売者　第三十六条の八第二項の登録を受けた者をいう。

二．薬局医薬品　要指導医薬品及び一般用医薬品以外の医薬品（専ら動物のために使用されることが目的とされているものを除く。）をいう。

三．要指導医薬品　次のイからニまでに掲げる医薬品（専ら動物のために使用されることが目的とされているものを除く。）のうち、その効能及び効果において人体に対する作用が著しくないものであつて、薬剤師その他の医薬関係者から提供された情報に基づく需要者の選択により使用されることが目的とされているものであり、かつ、その適正な使用のために薬剤師の対面による情報の提供及び薬学的知見に基づく指導が行われることが必要なものとして、厚生労働大臣が薬事・食品衛生審議会の意見を聴いて指定するものをいう。

第17幕　麻薬及び向精神薬取締法

『レオン』 Léon

一九九四年フランス・アメリカ映画　監督：リュック・ベッソン

第17幕『レオン』は、『グラン・ブルー』（一九八八年フランス・アメリカ映画）、『ニキータ』（一九九〇年フランス映画）のヒットでヌーヴェル・バーグ以後の新しい波をフランス映画界におこした一人である（他にレオス・カラックス、ジャン＝ジャック・ベネックスがあげられる）リュック・ベッソンのニューヨークを舞台とした作品である。

レオン（ジャン・レノ）はプロの殺し屋として、同じイタリア系でマフィアのボスのトニーの依頼を完璧にこなしながら日々を暮らしていた。そんなとき、同じアパートに住む少女マチルダ（ナタリー・ポートマン）が、家族に虐待を受け、廊下で鼻血を出しているところに出会う。ハンカチを差し出すレオンにマチルダは、「大人になっても人生はつらいの」と聞き、レオンはそっけなく「つらいさ」という。マチルダの父が麻薬の横流しをしていると見抜いた麻薬取締局の捜査官スタンフィールド（ゲイリー・オールドマン）は、実は麻薬密売組織を裏で操っており、証拠を消すため、手下たちとともにマチルダの一家を皆殺しにしようとする。マチルダはレオンの部屋に逃げ込んで助かったが、幼い弟まで一家は殺されてしまった。マチルダは弟の復讐のため、レオンから殺しの腕を学ぼうと無理やり同居を始めてしまう。最初は何とか追い出そうとしていたレオンも次第にマチルダに心を開き、二人はお互いに安らぎと何か複雑な感情を抱くようになっていった。

■今の日本の法制度なら

レオンとマチルダを強く結びつけたのは、麻薬がらみの事件でマチルダの一家が惨殺されたことであった。ニューヨークでも日本でも麻薬の取り扱いについては法的な規制が強くひかれている。

日本の「麻薬及び向精神薬取締法」から考えれば、第三条第一項により「麻薬を取り扱える者は、厚生労働大臣から免許を受ける麻薬輸入業者、麻薬輸出業者、麻薬製造業者、麻薬製剤業者、家庭麻薬製造業者又は麻薬元卸売業者と都道府県知事から免許を受ける麻薬卸売業者、麻薬小売業者、麻薬施用者、麻薬管理者又は麻薬研究者」であり、マチルダの父やマフィアなど密売にかかわる者たちが、この免許を持っていたとは思えない。また、第五十条の三十八により「厚生労働大臣または都道府県知事は、麻薬又は向精神薬の取締り上必要があると認めるときは、麻薬取締官若しくは麻薬取締員たちに、麻薬若しくは向精神薬に関係ある場所に立ち入り、帳簿その他の物件を検査させ、関係者に質問させ、若しくは試験のため必要な最小限度の分量に限り、麻薬、家庭麻薬、向精神薬若しくはこれらの疑いのある物を収去させることができる」となっている。だが、麻薬取締局の捜査官スタンフィールドたちは、誰の指示もなく勝手にマチルダの家に行き、最小限度どころか全部探し出し、家族を皆殺しにするわけだから、どこの国でも合法とはなるまい。

■筆者の独り言

本作は公開当時、「凶暴な純愛」とのコピーが出されていた。冷徹な殺し屋と少女の純愛という構図であるが、それはどこか『タクシードライバー』(一九七六年アメリカ映画、マーティン・スコセッシ監督)のトラヴィス(ロバート・デニーロ)とアイリス(ジョディ・フォスター)を彷彿とさせる。しかし実際は、殺し屋であっても冷静なレオンより、狂気と化すトラヴィスの方が凶暴ではあったが。ところでこのジャン・レノとロバート・デニーロは、後に『RONIN』（一九九八年アメリカ映画、ジョン・フランケンハイマー監督）で共演することになるのは一興である。

本作の大ヒットにより、ジャン・レノもナタリー・ポートマンも世界的にブレークすることになる。特にジャン・レノは、『GODZILLA』（一九九八年アメリカ映画、ローランド・エメリッヒ監督）で日本映画のヒーローのリメイクに出演し、『WASABI』（二〇〇一年フランス映画、ジェラール・クラヴジック監督）では、広末涼子と共演するなど、日本とのかかわりも多い。なお、『紅の豚』（一九九二年日本（アニメ）映画、宮崎駿監督）のフランス語版では、主人公ポルコ・ロッソの吹替を演じている。

一方、ナタリー・ポートマンも『スターウォーズエピソード1／ファントム・メナス』からエピソード3まで、惑星ナブーの女王パドメ・アミダラ役で人気に拍車がかかり、『ブラック・スワン』（二〇一〇年アメリカ映画、ダーレン・アロノフスキー監督）では、第八三回アカデミー賞主演女優賞を受賞するなど、活躍を続けている。

その後の『TAXi』（一九九八年フランス映画、ジェラール・ピレス監督）シリーズ等へと受け継がれていく、21世紀のフレンチ・アクション最初の輝きとなる本作は一見の価値がある。

参考法令

「麻薬及び向精神薬取締法」抜粋

第一条　この法律は、麻薬及び向精神薬の輸入、輸出、製造、製剤、譲渡し等について必要な取締りを行うとともに、麻薬中毒者について必要な医療を行う等の措置を講ずること等により、麻薬及び向精神薬の濫用による保健衛生上の危害を防止し、もつて公共の福祉の増進を図ることを目的とする。

第三条　麻薬輸入業者、麻薬輸出業者、麻薬製造業者、麻薬製剤業者、家庭麻薬製造業者又は麻薬元卸売業者の免許は厚生労働大臣が、麻薬卸売業者、麻薬小売業者、麻薬施用者、麻薬管理者又は麻薬研究者の免許は都道府県知事が、それぞれ麻薬業務所ごとに行う。

2．次に掲げる者でなければ、免許を受けることができない。

一．麻薬輸入業者の免許については、医薬品、医療機器等の品質、有効性及び安全性の確保等に関する法律（昭和三十五年法律第百四十五号。以下「医薬品医療機器等法」という。）の規定により医薬品の製造販売業の許可を受けている者

二．麻薬輸出業者の免許については、医薬品医療機器等法　の規定により医薬品の製造販売業又は販売業の許可を受けている者であつて、自ら薬剤師であるか又は薬剤師を使用しているもの

三．麻薬製造業者又は麻薬製剤業者の免許については、医薬品医療機器等法　の規定により医薬品の製造販売業及び製造業の許可を受けている者

四．家庭麻薬製造業者の免許については、医薬品医療機器等法　の規定により医薬品の製造業の許可を受けている者

五．麻薬元卸売業者又は麻薬卸売業者の免許については、医薬品医療機器等法　の規定により薬局開設の許可を受けている者又は医薬品医療機器等法　の規定により医薬品の販売業の許可を受けている者であつて、自ら薬剤師

であるか若しくは薬剤師を使用しているもの
六．麻薬小売業者の免許については、医薬品医療機器等法の規定により薬局開設の許可を受けている者
七．麻薬施用者の免許については、医師、歯科医師又は獣医師
八．麻薬管理者の免許については、医師、歯科医師、獣医師又は薬剤師
九．麻薬研究者の免許については、学術研究上麻薬原料植物を栽培し、麻薬を製造し、又は麻薬、あへん若しくはけしがらを使用することを必要とする者
3．次の各号のいずれかに該当する者には、免許を与えないことができる。
一．第五十一条第一項の規定により免許を取り消され、取消しの日から三年を経過していない者
二．罰金以上の刑に処せられ、その執行を終わり、又は執行を受けることがなくなつた後、三年を経過していない者
三．前二号に該当する者を除くほか、この法律、大麻取締法（昭和二十三年法律第百二十四号）、あへん法、薬剤師法（昭和三十五年法律第百四十六号）、医薬品医療機器等法、医師法（昭和二十三年法律第二百一号）、医療法その他薬事若しくは医事に関する法令又はこれらに基づく処分に違反し、その違反行為があつた日から二年を経過していない者
四．成年被後見人
五．心身の障害により麻薬取扱者の業務を適正に行うことができない者として厚生労働省令で定めるもの
六．麻薬中毒者又は覚醒剤の中毒者
七．法人又は団体であつて、その業務を行う役員のうちに前各号のいずれかに該当する者があるもの

第18幕　薬害・副作用

『サイド・エフェクト』SIDE EFFECTS

二〇一三年アメリカ映画　監督：スティーブン・ソダバーグ

第18幕は『セックスと嘘とビデオテープ』（一九八九年アメリカ映画）でカンヌ国際映画祭パルム・ドールを最年少二六歳で受賞したスティーブン・ソダバーグ監督の作品である。

精神科医であるバンクス（ジュード・ロウ）は、夫が違法株取引で逮捕された後、うつ病を再発したエミリー（ルーニー・マーラ）を診察していたが、交通事故や自殺未遂を図るようになったため、エミリーのかつての主治医シーバート博士（キャサリン・ゼタ＝ジョーンズ）に相談し、新薬を処方することにした。

新薬によりエミリーは落ち着きを取り戻したかに見えたが、出所してきた夫マーティン（チャニング・テイタム）を刺殺してしまう。それは新薬の副作用（サイド・エフェクト）による夢遊病の果てのものとされ、バンクスは社会的信用を失ってしまう。納得のいかないバンクスは、独自にその新薬について調査を始める。
そして真実に近づいたバンクスが見るものは……。

■今の日本の法制度なら

日本であれば、法的な手順をきちんと踏んで許認可を受けた新薬（許可医薬品）や許可再生医療統制製品において、適正使用をしたにもかかわらず副作用が起こった場合は、「独立行政法人医薬品医療機器総合機構法」によって、いわゆる機構から健康被害の救済が行われることになっている。この救済費用は許可医薬品製造販売業者（製薬会社等）が各年度機構に拠出金を納付することにより賄われている。また、副作用の概念としては、その薬本来の働き（治す、良くなる等）の主作用以外の働きを指し、主に薬の好ましくない作用（有害反応）を示すものである。

その中で副作用が社会問題化してくると薬害（明確な定義はない）とも呼ばれ、大規模な被害や訴訟となるものもある。過去の例からは、サリドマイド事件、薬害スモン、クロロキン中毒、薬害エイズ、薬害肝炎、ソリブジン事件、薬害ＣＪＤ（ヤコブ病）、イレッサ事件等が知られている。

■筆者の独り言

本作は、はじめの方は薬の副作用を追うヒューマンドラマか、殺人事件の真相をめぐるサスペンスドラマといった様相だが、中盤からラストに向けて予想外の真相が明らかになっていき、そしてどんでん返しが待っているという盛りだくさんのストーリー展開である。

本作は最後まで見ると最初とは全く違う印象を持つこと間違いなしの作品である。それは地味な始まり方に対して、出演者が豪華なことを不思議に思う方がいるのと同様である。

出演者は『リプリー』（一九九九年アメリカ映画、アンソニー・ミンゲラ監督）のジュード・ロウ、『ドラゴン・タトゥーの女』（二〇一一年アメリカ映画、デヴィッド・フィンチャー監督）のルーニー・マーラ、『シカゴ』（二〇〇二年アメリカ映画、ロブ・マーシャル監督）のキャサリン・ゼタ＝ジョーンズ、『ホワイトハウス・ダウン』（二〇一三年アメリカ映画、ローランド・エメリッヒ監督）のチャニング・テイタムとそうそうたる名優ばかりである。

公開当時は、そのストーリー展開が称賛され、ヒッチコックを彷彿させると好評を得た本作は、何度か見て再検証したくなる作品である。法的に見ても一度司法取引で裁判に幕引きをした後に真相がわかっても同じことを二度裁くことができないのにどうするのか……。と、もう一回見直してしまったくらいである。

参考法令

ここでは、薬害の中でも割と近年である「イレッサ事件」を紹介する。同事件をはじめ、詳しくは、塚田敬義・前田和彦編「生命倫理・医事法」（二〇一五年）二二九～二四三頁（水野大・前田和彦執筆分）参照のこと。

「イレッサ事件」

イレッサは、上皮成長因子受容体（EGFR）の阻害を作用機序とする分子標的薬であり、当時は「手術不能、または再発した非小細胞肺がん」の治療薬として、海外ではまだ承認事例がない段階で日本において二〇〇二年に承認された。承認申請に先立って、延命効果を証明する臨床試験が行われず、腫瘍縮小効果を証明することで代替的に延命効果が評価され、市販後に延命効果を証明することを条件に承認がなされていた。イレッサが標的とするEGFRは、非小細胞肺がんや大腸がんなど様々ながん細胞で過剰に存在し、がん細胞の増殖に関与する生体因子である。イレッサは従来の抗がん剤とは異なり、正常な細胞を傷つけずにがん細胞特異的に効果を示す、副作用の少ない抗がん剤であると喧伝されていた。しかしながらその後、諸外国でもイレッサの延命効果は証明されず、二〇〇五年に米国において新規患者へのイレッサの投与が禁止され、同年EUで承認申請が取り下げられた。EUでは二〇〇九年にイレッサの再承認がなされたが、これは対象者をEGFR遺伝子変異者に限定してのものであった。

このイレッサを投与したことで間質性肺炎を起こし、患者が死亡する副作用被害が発生した。厚生労働省によれば、この副作用被害により承認直後の半年で一八〇人が死亡し、その後死亡者数は一年で二九四人、二〇一〇年九月までに八一九人に達した（塩野隆史．第六章．製造物責任上の「欠陥」理論との接続．薬害過失と因果関係の法理．東京：日本評論社：二〇一三年P．一四一～一四三）。イレッサの臨床試験において国内外で間質性肺炎による死亡例があったことが審査報告書に明記されていたが、二〇〇二年のイレッサ添付文書第一版において、間質性肺炎は四つの重大な副作用の最後に記載され、警告欄がなく死亡リスクが記載されていなかった。同年改定された第三版添付文書では、副作用として現れうる急性肺障害および間質性肺炎について、胸部X線検査などによる観察を十分に行うこと、異常が認められた際には投与を中止し適切な処置を行うこと、患者に対し副作用の発現について十分に説明することが記載された。また、基本的注意欄に間質性肺炎に関する記載が追加され、重大な副作用の記載順序が、急性肺障害および間質性肺炎が最初となるように改められた。さらに、輸入販売を行っていた製薬会社は、医療機関に緊急安全性情報を配布した。

二〇〇四年に大阪地裁、次いで同年東京地裁で、患者および遺族が製薬会社および国に対して損害賠償を求める訴訟を提起した。大阪地裁は、製薬会社の責任を認めたものの、国の責任は否定した。東京地裁はイレッサに有用性を認めた上で、間質性肺炎の副作用に係る安全性確保のための情報提供は、致死性のものであることを理解できる内容のものではなかったとして、指示・警告上の欠陥があったとする判断を下し、製薬会社および国両方の責任を肯定した。しかしながら、東京、大阪各高裁で行われた控訴審においては、指示・警告上の欠陥についてもなかったとする判断を下し、原告らの請求を全て棄却した。原告は最高裁への上告を行ったが、二〇一三年、東京、大阪いずれの上告も棄却され、薬害イレッサ事件は終結した。

Plus

より良いコミュニケーションのために

Part4　アニメ編（2001～2016）

『東京ゴッドファーザーズ』

二〇〇三年日本アニメ映画　監督：今敏

東京、新宿の公園で、元競輪選手だというギンちゃん（江守徹）、元ドラッグ・クィーンのハナちゃん（梅垣義明）、そして家出少女のミユキ（岡本綾）は、ホームレスだが、それなりに元気に暮らしていた。

あるクリスマスの夜、三人はゴミ捨て場でクリスマス・プレゼントを探すことにしたが、何と赤ん坊を見つけてしまう。警察への話になるが、ハナちゃんは「清子」（こおろぎさとみ）と名前まで付けて赤ん坊を育てると言い張るのだった。

ハナちゃんに押し切られる形で、三人は親探しをしながら赤ん坊を育てることにした。しかし、探す途中で赤ん坊とミユキが誘拐され、それを追うためにタクシー運転手（山寺宏一）を脅して追跡させたり、行く先々で騒動を引き起こしてしまう。そして、別れてきたはずの家族まで巻き込みながら、やっと母親を見つけ出すのだが……。

■筆者の独り言

本作は一言でいって面白い。「外れなし」の異名をとる今敏監督ではあるが、人物設定からエピソードまで、大人が見てこれだけ楽しめて、かつ感動できるのは、さすがの仕上がりである。今作品は絵柄に癖があるともいわれるが、本作はキャラクターとストーリーのせいか、その癖がかえって暖かい絵柄に感じられた。キャラクターといえば、ハナちゃんの存在が本作全体をとても良い雰囲気にしていたように感じる。一番常識を重んじているかと思えば、騒動を起こす中心だったりもする。他の二人同様、闇を抱えているのに、大切な時は凛とした態度を見せ、人情深いハナちゃんの存在は、見ていてほっとするものだった。また劇中、ハナちゃんが「ろくでなし」を歌うシーンがあるが、声を担当する梅垣義明の持ちネタであり、実写かと思うくらい絵と声がはまっていた。

本作は、すべての人に家族愛と人間愛を思い起こさせる奇跡の物語である。

未来は現在（今）から始まる

『時をかける少女』

二〇〇六年日本アニメ映画　監督：細田守

高校二年生の紺野真琴（仲里依紗）は、医学部志望の津田巧介（板倉光隆）と転校生の間宮千昭（石田卓也）の男子二人を遊び仲間として、東京の下町でくらしていた。ある日真琴は学校の理科準備室で人影を見つけ、追おうとして転倒し不思議な空間に入り込むような体験をする。男子二人はそのことを全く信じないが、学校帰りの坂道で自転車のブレーキが故障し、踏切を通過する電車に突っ込んでしまう。ところがその瞬間、時間が少し戻り事なきを得たのだ。

真琴は、「魔女おばさん」こと叔母の和子（原沙知絵）にそのことを話すと、それはタイムリープだといわれた。真琴は納得できないが、自らタイムリープを試すと成功し、その力で抜き打ちテストやトラブルに上手く対応するなど、タイムリープを自分が有利になるように使っていった。そして巧介や千昭にかかわることにもタイムリープで思い通りにしていたのだ。

するとある日、千昭から「お前タイムリープしてるだろう」といわれるが、とっさにタイムリープを行わなかったことにする。ところが今度は「俺は未来から来た」と千昭は真琴に告げ、タイムリープの秘密を話し、過去の人間に知られるのはルール違反だと真琴の前から姿を消すのだった……。

■筆者の独り言

本作は本書の第三幕『時をかける少女』同様、筒井康隆の原作をもとにしているが、実際には原作から約二〇年ほど後の世界を舞台としており、原作の主人公和子は、本作の主人公真琴の叔母として登場する。また、真琴の声を演じた仲里依紗は、実写版『時をかける少女』（二〇一〇年日本映画、谷口正晃監督）でも主人公を演じたことで話題となった。

さて、第三幕『時をかける少女』からの年代設定として、次回作が本作で本当に良かったと思う方は多いのではないだろうか。そしてアニメ映画であることも、青春映画であり、ファンタジーということをより一層感じさせてくれる要素となっている。さらにアニメーションのクオリティも圧巻の出来栄えの美しさなのだ。

そしてラストで千昭が、今を生き、未来を信じる真琴のためにとる行動もロマンチックでかっこ良かった……。そう、今を生き、未来を信じるために…。

ネットだって人をつなげられる

『サマーウォーズ』

二〇〇九年日本アニメ映画　監督：細田守

高校二年生の小磯健二（神木隆之介）は、内気だが数学にかけては天才的な才能を持っていた。そしてアルバイトで世界中からたくさんの人が集うインターネット上の仮想世界ＯＺ（オズ）の保守点検をしていた。

ある日憧れの先輩夏木（桜庭ななみ）から、バイトで実家まで一緒に旅行してほしいと頼まれ、何でもやりますとついて行った。実家に着くと、健二は夏木から祖母栄（富司純子）に婚約者として紹介されてしまう。そして大勢の親戚に囲まれ、引くに引けない状況に追い込まれていく。そうこうしているときに健二の携帯に得体の知れない数列が送られてくる。健二はそれを何かの問題だと思い回答するが、それはＯＺの管理権限を奪う暗号で、謎の人工知能ラブマシーンにＯＺは乗っ取られてしまう。さらに健二はＯＺ乗っ取りの犯人とされてしまうのだ。事態は人脈を駆使した栄らの努力で終息するように見えたが……。

■筆者の独り言

本作を初めて見たときは、確かに良かったけれど、栄の昔の力というか権力を使う（しかも相当強力な）ことが、健二の頑張りを小さく見せることにならないかとも感じていた。しかし見返してみると、確かに昔ながらの手紙や電話を使い、年長者の力を見せるわけだが、それは現代社会（設定では近未来だが）のインターネットにおける人のつながりと比較して見せたように思えた。

年長者の感覚や社会常識では、メールでは失礼だから電話でとか、大切なことは電話だけでなく書面で伝えるのが当然ということは、筆者くらいの年齢なら、もちろん理解する。しかし、いずれは社会自身が今以上の「ネット社会」となり、昔ながらの（日本的ともいえるが）人のつながり方と同様な意味を持つようになるのは必然なのだろう。

つまりは、何を使って人がつながっているのかではなく、人が人を思ってつながれること自体が、社会や人にとって大切なことだと考えさせてくれたのだ。

ネットだって人をつなげられる……人を思いやれるなら。そして栄ばあちゃん、いい人だ。

『君の名は。』

二〇一六年日本アニメ映画　監督：新海誠

千年に一度のすい星が一か月後に地球に迫るという頃、都会に住む男子高校生立花瀧（神木隆之介）は、ある日寝覚めると飛騨の糸守町に住む女子高生宮水三葉（上白石萌音）になっていた。一方、都会への憧れを持っていた三葉も逆に瀧になっていた。そして翌朝には二人とも元の体に戻っており、気にしてはいなかった。ところが、それが何度も起こり、周囲の様子から本当に入れ替わったのだと考えるようになる。そしてスマートフォンのメモから互いにやり取りをし、入れ替わり中のルールを決め、日記も残すようになった。

そのやり取りの中、二人は打ち解けるようになったが、ある日を境に入れ替わりはなくなり、スマートフォンや日記に残した証拠もすべて消えてしまった。

そこで瀧は、風景のスケッチだけを頼りに飛騨に向かうが、やっとたどり着いた糸守町は三年前に隕石が直撃し、三葉やその家族たちを含めて五百人以上が亡くなっていた。また、二人の入れ替わりには三年のズレがあることを知る。

そして、再びすい星がやってくる日が来た。瀧はもう一度入れ替わりを起こそうと三年前に奉納された三葉の口噛み酒を飲み、三葉に会うためご神体がある山に登ったのだ。すると二人は声だけは聞こえるが姿を寄せることはできなかった。

時は満ち、かたわれ時（黄昏時）になったとき……。

■筆者の独り言

世界的ヒットとなった本作は、思春期の男女の入れ替わりという、本書第19幕『転校生』を彷彿とさせるが、アニメ映画らしいダイナミックさから時間さえ飛び越えている。そしてこれまでの新海作品の代名詞たるアニメーションの素晴しさは、ストーリー展開をさらに美しくロマンチックに見せているのだ。

この後、コンパクトに二つの新海作品を紹介するが、本作のラストはその二つと大きく描写が異なっている。賛否両論あるところだが、ご神体の山での入れ替わりの時から、本作のラストはこうなってほしいと考えていた。二人はやっと言葉を交わしたのだから……。

『秒速5センチメートル』

二〇〇七年日本アニメ映画　監督：新海誠

「桜花抄」　東京の同じ小学校に通う遠野貴樹（水橋研二）と篠原明里（近藤好美）は、卒業と同時に明里が栃木に引っ越したあと文通を始めるが、中学一年の終わりには貴樹が鹿児島に引っ越すことになってしまう。そして大雪の日……。

「コスモナウト」　鹿児島県種子島の高校三年生澄田花苗（花村怜美）は、中学二年生から転校してきた貴樹が好きだったが、打ち明けられていなかった。貴樹が東京の大学に行くことを知った花苗は、ある決心をする……。

「秒速5センチメートル」　社会人となった貴樹は東京で仕事に追われ、付き合った女性とも心が近づけないといわれる。彼の心は、あの雪の日からずっと、一人の女性を追いかけていたのだ。そしてある日、すれ違った女性は……。

■筆者の独り言

本作は三篇の短編の連作となっている。小学生から社会人まで一人の女性を追いかけているが、なかなか会えないという切ないストーリーである（「コスモナウト」は花苗の目線で描かれる）。「秒速5センチメートル」とは、舞い散る花弁がゆっくり落ちていく速度だというが、北関東や種子島の自然描写の美しさから、余計に切なさが増してしまうのだ。

ちなみに大雪の日の両毛線がああなるのは、筆者も身をもって知っている……。

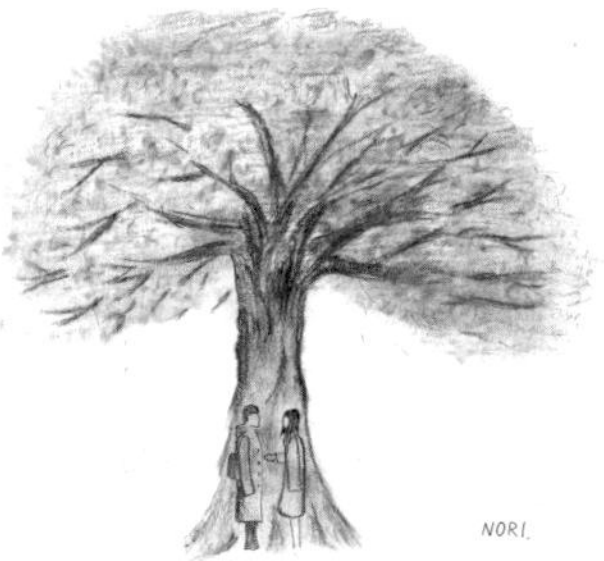

『言の葉の庭』

二〇一三年日本アニメ映画　監督：新海誠

靴職人を目指しているタカオ（入野自由）は、雨の降る朝は授業をさぼって、公園で靴のデザインをスケッチしていた。そしてある日タカオは、ストレスから味覚障害となり、昼間からビールを飲んでいるユキノ（花澤香菜）と知り合い、雨の日の朝に公園で交流するようになる。しかしユキノは、タカオの学校の古文の教師であり、生徒からのいじめの対象にされていたことをタカオは知ってしまう……。

■筆者の独り言

本作は、現代の東京を舞台に夢を追う男子高校生と人間関係に不器用な女性の淡く切ない恋模様を詩で綴る（作中では万葉集の短歌が意味深に使われる）ように描いた作品。東京の新宿御苑をモデルとした（ラストで場所とともに飲酒禁止であることもテロップされる）公園の雨のシーンは非常に美しい。

本作も『秒速五センチメートル』同様、観る者を突き放すようにフェイドアウトして終わる。これが新海流とも、またこの感じ、ともいわれているが、短編であるがゆえ、この余韻もいいかもしれない。だからこそ『君の名は。』は、……なのかもしれない。

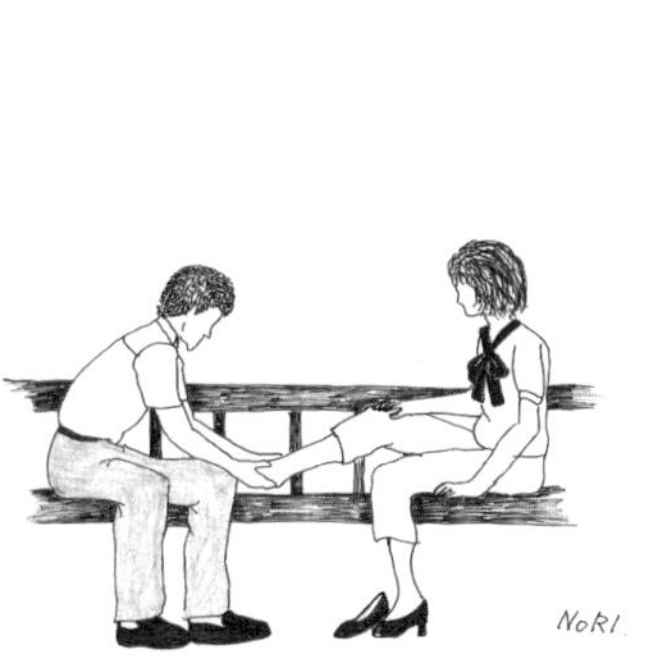

――まだまだ「Plusアニメ編2（二〇〇一年〜二〇一六年）」で紹介したかった作品――

『クレヨンしんちゃん 嵐を呼ぶモーレツ！オトナ帝国の逆襲』（二〇〇一年日本アニメ映画、原恵一監督）

七〇年代に浸りながら明日への希望に胸が熱く……大人が号泣するしんちゃん最高傑作。

『パプリカ』（二〇〇六年日本アニメ映画、今敏監督）

筒井康隆のＳＦ小説を強烈なインパクトでアニメ化。夢と現実の混沌とした世界を描く。

『ブレイブ・ストーリー』（二〇〇六年日本アニメ映画、千明孝一監督）

宮部みゆきの大作小説から、少年がほろ苦い旅の先に大切なことを見つける感動の作品。

『河童のクゥと夏休み』（二〇〇七年日本アニメ映画、原恵一監督）

河童が本当にいると知った人間社会のエゴの中、河童のクゥと少年の友情と感動の物語。

『イヴの時間』（二〇一〇年日本アニメ映画、吉浦康裕監督）

アンドロイドと人との交流を通して「他者とのかかわり」を問う、普遍的テーマの名作。

『カラフル』（二〇一〇年日本アニメ映画、原恵一監督）

死んだはずの主人公が自殺した少年の体に宿り、人生への再挑戦を行う心洗われる作品。

『この世界の片隅に』（二〇一六年日本アニメ映画、片渕須直監督）

戦禍の広島県呉市を舞台に、懸命に生きる少女の日常生活を通し、戦争の恐ろしさを描く。

スクリーンの中の性と生命倫理

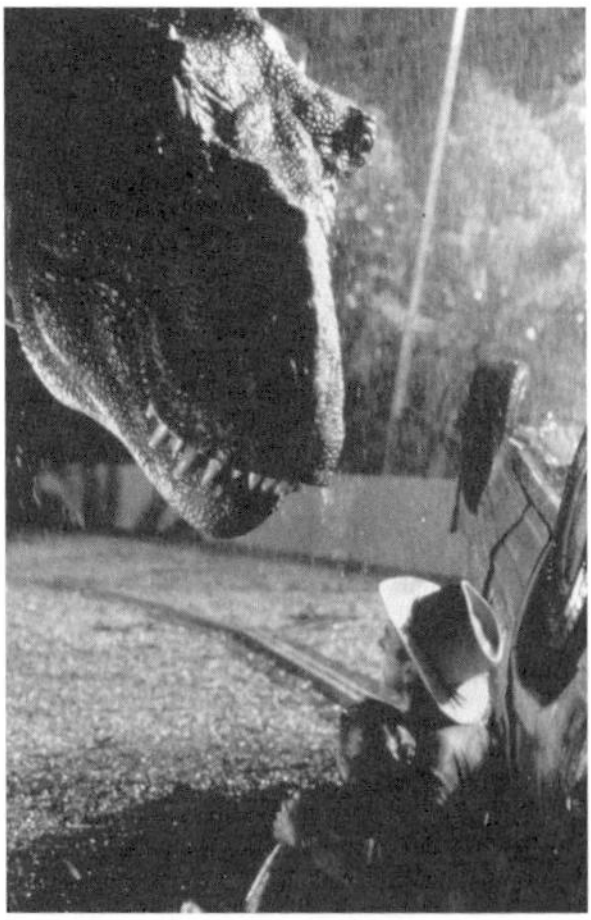

第21幕　ジュラシックパーク
© Everett Collection/amanaimages

第19幕　性同一性障害者の性別の取扱いの特例に関する法律

『転校生』

一九八二年日本映画　監督：大林宣彦

第19幕は『転校生』である。児童文学の巨匠山中恒原作「おれがあいつであいつがおれで」をベース（原作では小学生であるが本作では中学生としている）に大林宣彦監督が故郷である尾道を舞台に撮った思春期ラブ・コメディの傑作である。

尾道に住む中学生斉藤一夫（尾美としのり）と転校生斉藤一美（小林聡美）の心と体が、ふとしたきっかけで入れ替わってしまう。しかたなくお互いの家から友達まで取り替えて暮らし始める。周囲には男であるはずの一夫は急にしおらしくなってしまい、一美はまるで男勝りの行動をとる女の子と映ってしまう。最初はお互いの体をもてあまし、相手をなじってしまう二人であった。何しろ「あるはずのものがなく」、「ないはずのものがある」わけであるから、二人は戸惑い困惑していくのだ。特に男の体になった一美は、当然のごとく級友たちから「オカマの一夫」とからかわれ、いじめの対象とされてしまう。そんな一美を女になった一夫は何かと気遣うようになる。一美の母がつくったおにぎりを持っていってあげたり、いじめる級友たちに立ち向かうのである。そして二人はお互いをかばい励まし合うようになっていく。

思春期の男女は、子どもから大人への道として性の違いを理解していかなければならない。それは通常、戸惑いやテレから、本来の違いを知ることよりも、何か遠回しに理解したような感覚でやり過ごしてしまうものだ。しかし一夫と一美は、お互いの体を通して男女の性の違いを相手への慈しみや優しさで理解し、異性の体にも愛情を持てるようになっていく。本作を見た観客の多くは、異性への理解と優しさを思春期への回想とともに感じたはずである。

さて、始まりと同様に階段から転げ落ちることで二人は元に戻るが、今度は一夫が転校していくことになってしまう。去り行く一夫の乗ったトラックに一美は「さよなら私」と何度も叫び、そこに一夫の言葉が重なる「さよなら俺」……。そして最後は8ミリ映像へと変わる有名なラストシーンである。最初と最後に使われる8ミリカメラによる淡いブルーの映像は本作がもつ思春期の切なさと強くオーバーラップし、より秀逸な作品へと高めているものである。

■今の日本の法制度なら

さて、本作のなかにどのような医事法学的部分があるのだろうと不思議に思う方もいるかもしれない。たしかに本作公開当時には法制度がなかったものである。それは男女の性について生物的性と自己意識が一致していない状態が問題となる性同一性障害についてである。本作における一夫と一美は異性を理解しながらも結局は元の肉体に戻ることができた。しかし、現実の社会では長い間、理解すらされていないことだったのである（現在ではＷＨＯの国際疾病分類ICD-10にも掲載されている医学的疾患である）。それが二〇〇三年七月一六日に「性同一性障害者の性別の取扱いの特例に関する法律」が成立し、一年経過後に施行された。これにより性別取扱いの変更の審判が受けられるようになった。

条件は「一．二〇歳以上であること、二．現に婚姻していないこと、三．現に未成年の子がいないこと、四．生殖腺がないことまたは生殖腺の機能を永続的に欠く状態であること、五．その身体について他の性別に係る部分に近似する外観を備えていること」であり、審判請求においては性同一性障害の診断結果等の医師の診断書の提出が必要となる。この審判で性別変更が認められれば、性同一性障害者の長年の懸案であった戸籍の性別変更も認められることになる。やっと現実の社会も男女の心と肉体の違いを理解する日がやってきたのである。

公開当時の観客は、三〇年以上も前に一夫と一美の見出した異性への優しさとともに理解していたことをである……。

■筆者の独り言

本作は第五六回キネマ旬報ベストテン第三位となり、一美役の小林聡美はヨーロッパファンタスティック映画祭・主演女優賞を受賞している。映画として優れているのはもちろんだが、特に一九八〇年代に思春期や青年期を過ごした人々には圧倒的な郷愁を持って支持され続けている。もちろん筆者もその一人である。また、この映画の魅力のひとつである冒頭とラストシーンの8ミリ映像だが、大林監督の娘さんが担当している。

さて、本作は二〇〇七年にロケ地を長野県に移し、『転校生―さよならあなた―』として、大林監督自身がリメイクしている（尾道版に対して長野転校生とも呼ばれる）。一美の実家は老舗蕎麦屋となっており、そのそばを打つ湧き水の泉に二人が転落して男女が入れ替わるなど、本作との違いも多い。また、リメイク版一美役の蓮佛美沙子も初主演ながら第八一回キネマ旬報ベスト・テン日本映画新人女優賞や第二二回高崎映画祭最優秀新人女優賞を受賞するなど、本作の小林聡美に負けず劣らず名演を見せ、大林監督に絶賛されている。

近年は本作のような思春期の甘酸っぱい郷愁を強烈に印象付けるような作品は多くないが、『スイートプールサイド』（二〇一四年日本映画、松居大悟監督）は、少々毛色は違うが、主演の須賀健太の吹っ切れた演技とともに思春期の中学生の悶々とした日々を思い出させる快作である。興味のある方は一度ご覧あれ。

参考法令

「性同一性障害者の性別の取扱いの特例に関する法律」

第一条　この法律は、性同一性障害者に関する法令上の性別の取扱いの特例について定めるものとする。

第二条　この法律において「性同一性障害者」とは、生物学的には性別が明らかであるにもかかわらず、心理的にはそれとは別の性別（以下「他の性別」という。）であるとの持続的な確信を持ち、かつ、自己を身体的及び社会的に他の性別に適合させようとする意思を有する者であって、そのことについてその診断を的確に行うために必要な知識及び経験を有する二人以上の医師の一般に認められている医学的知見に基づき行う診断が一致しているものをいう。

第三条　家庭裁判所は、性同一性障害者であって次の各号のいずれにも該当するものについて、その者の請求により、性別の取扱いの変更の審判をすることができる。

一．二十歳以上であること。

二．現に婚姻をしていないこと。

三．現に未成年の子がいないこと。

四．生殖腺がないこと又は生殖腺の機能を永続的に欠く状態にあること。

五．その身体について他の性別に係る身体の性器に係る部分に近似する外観を備えていること。
2．前項の請求をするには、同項の性同一性障害者に係る前条の診断の結果並びに治療の経過及び結果その他の厚生労働省令で定める事項が記載された医師の診断書を提出しなければならない。

（性別の取扱いの変更の審判を受けた者に関する法令上の取扱い）

第四条　性別の取扱いの変更の審判を受けた者は、民法（明治二十九年法律第八十九号）その他の法令の規定の適用については、法律に別段の定めがある場合を除き、その性別につき他の性別に変わったものとみなす。
2．前項の規定は、法律に別段の定めがある場合を除き、性別の取扱いの変更の審判前に生じた身分関係及び権利義務に影響を及ぼすものではない。

附　則　抄

1．この法律は、公布の日から起算して一年を経過した日から施行する。
2．性別の取扱いの変更の審判の請求をすることができる性同一性障害者の範囲その他性別の取扱いの変更の審判の制度については、この法律の施行後三年を目途として、この法律の施行の状況、性同一性障害者等を取り巻く社会的環境の変化等を勘案して検討が加えられ、必要があると認めるときは、その結果に基づいて所要の措置が講ぜられるものとする。
3．国民年金法等の一部を改正する法律（昭和六十年法律第三十四号）附則第十二条第一項第四号及び他の法令の規定で同号を引用するものに規定する女子には、性別の取扱いの変更の審判を受けた者で当該性別の取扱いの変更の審判前において女子であったものを含むものとし、性別の取扱いの変更の審判を受けた者で第四条第一項の規定により女子に変わったものとみなされるものを含まないものとする。

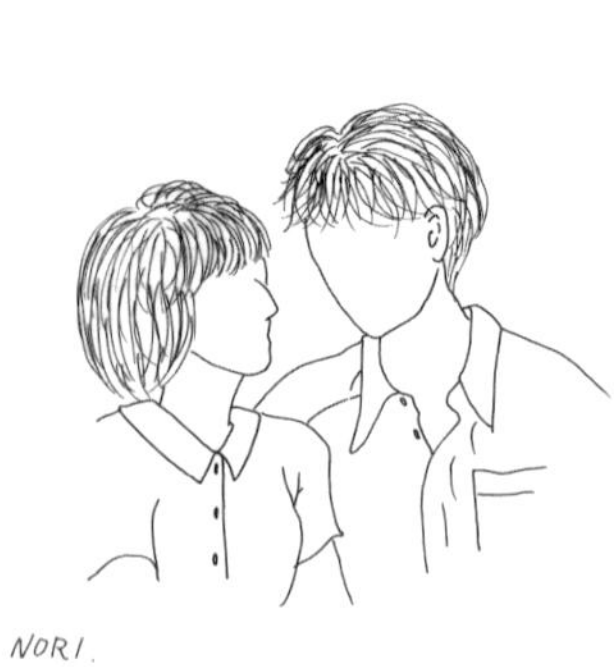

第20幕　骨髄移植と骨髄バンク制度

『世界の中心で、愛をさけぶ』

二〇〇四年日本映画　監督：行定勲

第20幕は『世界の中心で、愛をさけぶ』である。『GO』（二〇〇一年）で日本映画界に新風を巻き起こした行定勲監督の二〇〇四年の大ヒット作として、平井堅による主題歌「瞳を閉じて」の大ヒットとともに記憶に残る作品である。また片山恭一の原作は三〇〇万部を超すベストセラーであり、一九八〇年代の『ノルウェイの森』（村上春樹）以来の恋愛小説ブームともなった。

物語は大人になった朔太郎（大沢たかお）の婚約者律子（柴咲コウ）が失踪するところから始まる。そして朔太郎は律子の行き先が、初恋の相手亜紀（長澤まさみ）との思い出が眠る四国と知る。後を追う朔太郎はいつしか亜紀との切ない記憶のなかに迷い込んでしまうのだった……。

高校生の朔太郎（森山未來）と亜紀の恋は二人でラジオにリクエストしたり、カセットにお互いの気持ちを吹き込んで交換するなど甘く淡いものであった。しかし無人島へ一泊旅行をし、二人の恋は永遠のきらめきを持とうと思えたとき、亜紀の白血病が発覚する。懸命に生きようとする亜紀に朔太郎は亜紀の憧れの地、オーストラリア・ウルルに彼女を連れて行こうとするが……。

本作の場合、現在と十数年前をストーリーが行き来し感情移入がしにくかったのは事実である。本書第10幕の『スタンド・バイ・ミー』も原作（スティーブン・キング）があり、現在から少年時代を思い出すというストーリーだったが、現在の姿は最初と最後だけに抑え効果的な演出となっていた。なお、第二八回日本アカデミー賞では森山未來が優秀助演男優賞を、長澤まさみが最優秀助演女優賞をそれぞれ受賞している。特に白血病の患者を演じるため自ら頭をそり上げた長澤まさみに注目が集まった。

■今の日本の法制度なら

本作の大きなポイントになっているのが亜紀の命を奪う白血病である。この病気を救うために必要な骨髄移植と骨髄バンク制度について、公益財団法人日本骨髄バンクの内容に基づいて説明したい。

まずドナー登録は一八歳（適合検査は二〇歳以上）から五四歳以下の健康で骨髄移植の内容を十分に理解（日本骨髄バンクのしおり「チャンス」等の内容から）しているものであり、体重が男性四五キログラム、女性は四〇キログラム以上となっている。なお、既往症などにおいて登録できない場合もある。そして登録申請書を郵送等で申し込む。その後、登録窓口・登録会して説明を受け、引き続き静脈から二ミリリットルを採血し、HLA型（白血球の型）を調べる。後日、ドナー登録確認書を送られ、ドナー登録された人のHLA型と、患者のHLA型を定期的に適合検索する。これにより適合があると移植となる。

しかし実際には、病状が小康状態になって体力が回復しているときでなければ移植手術は難しく、本作の亜紀が生きていた一九八〇年代には骨髄バンクがなく、あったとしても急性期のまま移植手術を受けられる状態には回復せず逝ってしまう可能性が高かった。ちなみに女優の夏目雅子さん（享年二七歳）や歌手の本田美奈子．さん（享年三八歳）も白血病により道半ばで亡くなっている。また移植手術が成功しても、移植された骨髄が定着するまで患者は激しい拒絶反応と戦わなければならない。だからこそ、多くの方に存在を知ってもらうことが、亜紀のような人を一人でも減らすことにつながるはずである。

■筆者の独り言

本作は、少年時代を思い出すといえば、第10幕の『スタンド・バイ・ミー』や第15幕の『小さな恋のメロディ』を、愛する人が白血病で逝くといえば『ある愛の詩』（一九七〇年アメリカ映画、アーサー・ヒラー監督）や『ジョーイ』（一九七七年アメリカ映画、ルー・アントニオ監督）を思い浮かべる年代にとっては、映画としての良し悪しだけではなく、ある種の感慨を持って見られるのだろう。それは二人が交換したカセットを聞くウォークマンや作中に流れる佐野元春や渡辺美里のメロディも同様である。映画の価値とは名作や大作ばかりではなく、本作のように過去の人生に甘く切ない光をあててくれるものも捨てがたいものだ。できればこのような映画はTVやビデオではなく、薄暗い映画館のなかでひっそりとスクリーンの前に座り、思いに浸るほうがいい……。

ちなみに他に白血病をテーマにした日本映画としては、三船敏郎の愛娘三船美佳が初主演した『友情—Friendship—』（一九九八年日本映画、和泉聖治監督）が秀逸である。

参考法令

ここでは、公益財団法人日本骨髄バンクのHPより、患者登録から移植までのコーディネートの流れを紹介する。

コーディネートの流れ

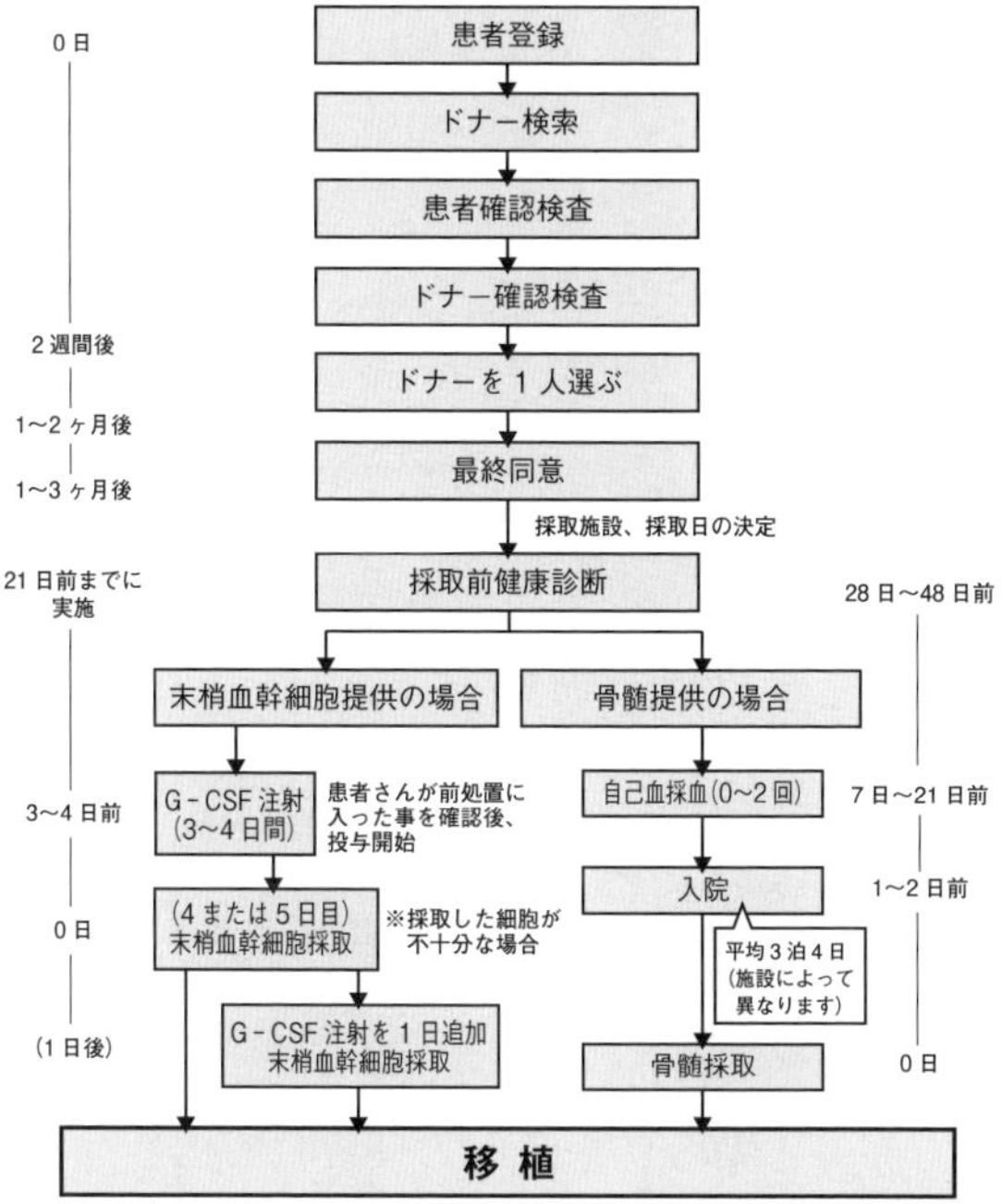
0日
2週間後
1～2ヶ月後
1～3ヶ月後
21日前までに実施
3～4日前
0日
(1日後)
患者登録
ドナー検索
患者確認検査
ドナー確認検査
ドナーを1人選ぶ
最終同意
採取施設、採取日の決定
採取前健康診断
末梢血幹細胞提供の場合
骨髄提供の場合
G-CSF注射(3～4日間)
患者さんが前処置に入った事を確認後、投与開始
(4または5日目)末梢血幹細胞採取
※採取した細胞が不十分な場合
G-CSF注射を1日追加 末梢血幹細胞採取
自己血採血(0～2回)
入院
平均3泊4日(施設によって異なります)
骨髄採取
28日～48日前
7日～21日前
1～2日前
0日
移植

第21幕　遺伝子組換え生物等の使用等の規制による生物の多様性の確保に関する法律・個人情報の保護に関する法律

『ジュラシック・パーク』

Jurassic Park

一九九三年アメリカ映画　監督：スティーヴン・スピルバーグ

第21幕は『ジュラシック・パーク』である。ＳＦＸを駆使し、太古の琥珀に閉じ込められたＤＮＡから遺伝子工学によって蘇った恐竜と人間の死闘を描いた九〇年代を代表する超大作だ。バイオ・テクノロジーにより現代に甦った恐竜を使ったテーマパークを計画していた大富豪ジョン・ハモンド（リチャード・アッテンボロー）の招待で、古生物学者グラント（サム・ニール）とサトラー（ローラ・ダーン）、そして数学者マルコム（ジェフ・ゴールドブラム）は南米コスタリカ沖合の島を訪れた。そこは太古の琥珀に閉じ込められたＤＮＡから遺伝子工学によって蘇った恐竜たちが生息する究極のテーマパークだったのだ。だがオープンを控えたそのジュラシック・パークにハモンドの孫たちがやってきたころから次々とトラブルが起こり始める。

CGを多用した本作は当初、映画の質は、スピルバーグ作品としては決して高いものではないといわれた。たしかにストーリーに必然性が見えにくい部分もあり、ラストもとりあえず終わらしたという感があるかもしれない。それでは大した作品ではないのかといえばそうではないのだ。

ストーリーを聞いて、見ようかどうか考える映画ではない。見なければ何もわからない。画面にすべてのパワーがこめられた作品である。公開当時、観客のほとんどはグラントとサトラーが草原で大型草食恐竜に出会う最初の頃のシーンでノックアウトされる。「いいCGだなあ」ではない。まるで見るはずのない「本物」を見た感動があるのだ。そしてトリケラトプスに愛着を感じ、ラプトルから逃げる子どもたちやTレックスに追われる博士たちと一緒に冒険の旅に出ることになる。

つまり、本作は「作品鑑賞だけではなく視覚体験」なのだ。その意味で米英のアカデミー賞特殊視覚効果賞受賞は当然であるが、日本アカデミー賞やブルーリボン賞が外国映画賞としたのは少々違う気がした。もちろん適当な賞がなかったせいもあるが……。

もう一度見たいかといえば、……絶対見たいという映画だ。

■今の日本の法制度なら

さて、ここで恐竜の話が出るわけではなく遺伝子研究に関する法律の話である。現在、世界の先端医療の多くは遺伝子解析や遺伝子組み換え生物によって語られる。日本においてもこの流れを適切に受け止めるべく、「遺伝子組換え生物等の使用等の規制による生物の多様性の確保に関する法律」が二〇〇三年に公布された。これは国際的に協力して生物の多様性の確保を図るため、遺伝子組換え生物等の使用などの規制に関する措置を講ずることにより生物の多様性に関する条約のバイオセーフティに関するカルタヘナ議定書の的確かつ円滑な実施を確保し、人類や国民の健康や福祉を確保することを目的としている。

この法律において「生物」とは、一つの細胞（細胞群を構成しているものを除く）または細胞群であって、核酸を移転しまたは複製する能力を有するものとして主務省令で定めるもの、ウイルス及びウイロイドをいっている。本法において「遺伝子組換え生物等」とは、次のような技術の利用により得られた核酸またはその複製物を有する生物をいう。それは、「一・細胞外において核酸を加工する技術であって主務省令で定めるもの二・異なる分類学上の科に属する生物の細胞を融合する技術であって主務省令で定めるもの」である。特に二〇〇五年四月から施行されたいわゆる「個人情報保護法」に対応するため、倫理指針が見直され、新たな「ヒトゲノム・遺伝子解析研究に関する倫理指針」が出された。

なお、現在の遺伝子治療については、当初「究極の治療法」として期待されたが、臨床的有効性が確認されたものはほとんどないといわれる。「治療」と呼ばれているものの、実際にはまだきわめて実験的性格がつよい研究段階にとどまる医療技術であり、「遺伝子を直接修復するのではなく遺伝子で治す」ということを知っていてほしい。

■筆者の独り言

本作は当初、旧来的な名作とは言われなかったことはすでに話した。しかし、見て面白かった映画として映画史に燦然と輝く傑作であることには間違いない。すなわち今までにはなかった新しい映画の楽しみ方を存分に見せてくれた作品である。その後スピルバーグは一九九七年に続編『ロスト・ワールド／ジュラシック・パーク』を製作し、二〇〇一年に製作総指揮として『ジュラシック・パークⅢ』を公開した。どれもが視覚的にはすばらしいものだったが、本作の驚きを超えるものはない。ファースト・コンタクトの感動は宇宙人だけではなく――公開時に『未知との遭遇』（一九七七年アメリカ映画、スティーヴン・スピルバーグ監督）をご覧になった方は実感されたと思う――、恐竜との出会いにもあてはまるのだろう。

　主演のサム・ニールは『オーメン／最後の闘争』（一九八一年アメリカ映画、グラハム・ベイカー監督）に主演して認められ、本作と同年の『ピアノ・レッスン』（一九九三年フランス・ニュージーランド・オーストラリア映画、ジェーン・カンピオン監督）で花開いた。そしてもうひとり、ジェフ・ゴールドブラムも本作で人気が上がり続編の主役を演じ、『インデペンデンス・デイ』（一九九六年アメリカ映画、ローランド・エメリッヒ監督）でも重要な配役を得るなど売れっ子となっている。

　そして忘れてはならないのが、ジュラシック・パークの生みの親であるジョン・ハモンド博士を演じた名優リチャード・アッテンボローである。彼は『大脱走』（一九六三年アメリカ映画、ジョン・スタージェス監督）以降、俳優としても世界的名声を得るが、監督としても非凡なる才能を発揮し、『ガンジー』（一九八二年イギリス・インド映画）ではアカデミー監督賞を受賞している。本作の顔として、まさに適役であったが、惜しくも二〇一四年に九〇歳で他界している。

　そしてシリーズ第四作の『ジュラシック・ワールド』（二〇一五年アメリカ映画、コリン・トレボロウ監督、スティーヴン・スピルバーグ製作総指揮）が公開されるが、リチャード・アッテンボローの姿はもちろんない。しかし、その功績を讃えるためか、銅像として登場しているので、ぜひスクリーンの中をしっかり探していただきたい。ちなみに第四作は、今度はあの子どもたちが追われたラプトルにまで愛着を感じてしまうことになる……。

参考法令

「個人情報の保護に関する法律」（平成二十九年五月三十日全面施行）抜粋

第一条　この法律は、高度情報通信社会の進展に伴い個人情報の利用が著しく拡大していることに鑑み、個人情報の適正な取扱いに関し、基本理念及び政府による基本方針の作成その他の個人情報の保護に関する施策の基本となる事項を定め、国及び地方公共団体の責務等を明らかにするとともに、個人情報を取り扱う事業者の遵守すべき義務等を定めることにより、個人情報の適正かつ効果的な活用が新たな産業の創出並びに活力ある経済社会及び豊かな国民生活の実現に資するものであることその他の個人情報の有用性に配慮しつつ、個人の権利利益を保護することを目的とする。

第二条　この法律において「個人情報」とは、生存する個人に関する情報であって、次の各号のいずれかに該当するものをいう。

一．当該情報に含まれる氏名、生年月日その他の記述等（文書、図画若しくは電磁的記録（電磁的方式（電子的方式、磁気的方式その他人の知覚によっては認識することができない方式をいう。次項第二号において同じ。）で作られる記録をいう。第十八条第二項において同じ。）に記載され、若しくは記録され、又は音声、動作その他の方法を用いて表された一切の事項（個人識別符号を除く。）をいう。以下同じ。）により特定の個人を識別することができるもの（他の情報と容易に照合することができ、それにより特定の個人を識別することができることとなるものを含む。）
二．個人識別符号が含まれるもの
2．この法律において「個人識別符号」とは、次の各号のいずれかに該当する文字、番号、記号その他の符号のうち、政令で定めるものをいう。
一 特定の個人の身体の一部の特徴を電子計算機の用に供するために変換した文字、番号、記号その他の符号であって、当該特定の個人を識別することができるもの
二．個人に提供される役務の利用若しくは個人に販売される商品の購入に関し割り当てられ、又は個人に発行されるカードその他の書類に記載され、若しくは電磁的方式により記録された文字、番号、記号その他の符号であって、その利用者若しくは購入者又は発行を受ける者ごとに異なるものとなるように割り当てられ、又は記載され、若しくは記録されることにより、特定の利用者若しくは購入者又は発行を受ける者を識別することができるもの
3．この法律において「要配慮個人情報」とは、本人の人種、信条、社会的身分、病歴、犯罪の経歴、犯罪により害を被った事実その他本人に対する不当な差別、偏見その他の不利益が生じないようにその取扱いに特に配慮を要するものとして政令で定める記述等が含まれる個人情報をいう。
4．この法律において「個人情報データベース等」とは、個人情報を含む情報の集合物であって、次に掲げるもの（利用方法からみて個人の権利利益を害するおそれが少ないものとして政令で定めるものを除く。）をいう。
一．特定の個人情報を電子計算機を用いて検索することができるように体系的に構成したもの
二．前号に掲げるもののほか、特定の個人情報を容易に検索することができるように体系的に構成したものとして政令で定めるもの

5．この法律において「個人情報取扱事業者」とは、個人情報データベース等を事業の用に供している者をいう。ただし、次に掲げる者を除く。

一．国の機関

二．地方公共団体

三．独立行政法人等（独立行政法人等の保有する個人情報の保護に関する法律（平成十五年法律第五十九号）第二条一項に規定する独立行政法人等をいう。以下同じ。）

四．地方独立行政法人（地方独立行政法人法（平成十五年法律第一一八号）第二条第一項に規定する地方独立行政法人をいう。以下同じ。）

6．この法律において「個人データ」とは、個人情報データベース等を構成する個人情報をいう。

7．この法律において「保有個人データ」とは、個人情報取扱事業者が、開示、内容の訂正、追加又は削除、利用の停止、消去及び第三者への提供の停止を行うことのできる権限を有する個人データであって、その存否が明らかになることにより公益その他の利益が害されるものとして政令で定めるもの又は一年以内の政令で定める期間以内に消去することとなるもの以外のものをいう。

8．この法律において個人情報について「本人」とは、個人情報によって識別される特定の個人をいう。

9．この法律において「匿名加工情報」とは、次の各号に掲げる個人情報の区分に応じて当該各号に定める措置を講じて特定の個人を識別することができないように個人情報を加工して得られる個人に関する情報であって、当該個人情報を復元することができないようにしたものをいう。

一．第一項第一号に該当する個人情報　当該個人情報に含まれる記述等の一部を削除すること（当該一部の記述等を復元することのできる規則性を有しない方法により他の記述等に置き換えることを含む。）。

二　第一項第二号に該当する個人情報　当該個人情報に含まれる個人識別符号の全部を削除すること（当該個人識別符号を復元することのできる規則性を有しない方法により他の記述等に置き換えることを含む。）。

一〇　この法律において「匿名加工情報取扱事業者」とは、匿名加工情報を含む情報の集合物であって、特定の匿名加工情報を電子計算機を用いて検索することができるように体系的に構成したものその他特定の匿名加工情報を容易に検索することができるように体系的に構成したものとして政令で定めるもの（第三十六条第一項において「匿名加工情報データベース等」という。）を事業の用に供している者をいう。ただし、第五項各号に掲げる者を除く。

第22幕　臓器の移植に関する法律

『銀河鉄道999 The Galaxy Express 999』

一九七九年日本アニメ映画　監督：りんたろう

第22幕は、松本零士の不朽の名作同名ＳＦ漫画を原作とする（原作のアンドロメダ編を再構成した）傑作長編アニメ映画『銀河鉄道９９９（The Galaxy Express 999）』である。

少年星野鉄郎（野沢雅子）は、身体を死なない機械に変えたかったが、高価で買うことはかなわない。そこで機械の体をただでくれるというアンドロメダの機械の星へ行くため、母と銀河鉄道の駅へ向かうが、途中で機械伯爵による人間狩りで母を殺されてしまう。鉄郎は機械伯爵に復讐するために機械の体を手に入れようと考える。そして銀河鉄道のパスを盗もうとするが失敗し、追われているところを母そっくりの謎の美女メーテル（池田昌子）に助けられる。そしてメーテルを機械の星に連れていくことを条件に銀河超特急９９９のパスをもらい、メーテルとともに銀河に旅立つのだった。

その銀河の旅の中で老婆から戦士の銃（コスモガン）や帽子などをもらい、山賊アンタレス、女海賊エメラルダスやキャプテン・ハーロックと出会う。また、999の中では車掌（肝付兼太）や食堂車のクレアたちとも交流を持ち、とうとうトレーダー分岐点のある惑星へビーメルダーでは、老婆の息子トチローと会い機械伯爵の情報を得ることができるのだった。そして鉄郎は機械伯爵を倒すため時間城へ向かった……。

■今の日本の法制度なら

本作においては、機械人間との戦いが一つのテーマとなっている。言ってみれば、臓器移植の機械版なのだが、機械の移植は置いといて「臓器の移植に関する法律」の話をしたい。同法第六条第一項では「医師は、次の各号のいずれかに該当する場合には、移植術に使用されるための臓器を、死体（脳死した者の身体を含む。以下同じ）から摘出することができる。

一・死亡した者が生存中に当該臓器を移植術に使用されるために提供する意思を書面により表示している場合であって、その旨の告知を受けた遺族が当該臓器の摘出を拒まないとき又は遺族がないとき。

二 死亡した者が生存中に当該臓器を移植術に使用されるために提供する意思を書面により表示している場合及び当該意思がないことを表示している場合以外の場合であって、遺族が当該臓器の摘出について書面により承諾しているとき」としており、また同第二項では「前項に規定する「脳死した者の身体」とは、脳幹を含む全脳の機能が不可逆的に停止するに至ったと判定された者の身体をいう」としている。この場合の脳死とは、日本の通説においては、「脳死とは脳幹を含む全脳髄の不可逆的な機能喪失の状態」とする「全脳死」としている。

ところで本作の機械化人間たちは全身を機械に変えても頭を破壊されるともう生命が戻らないとしている。これは脳死の概念と似ているところがある。たとえば、すべての臓器等が移植可能になったとしても、思考や言語をつかさどる大脳は移植してしまえば、本人ではなくなってしまうのではとも考えられる（大脳死説を拡大解釈すれば）。もしそう考えれば、最後に残るのは大脳であり、そこが移植の限界で、機械化人間も同様なのかと思える。もちろん原作者はこれを意図して書かれたとは思わないが、本作を見るたびに類似性を感じてしまうのは職業病か……。

■筆者の独り言

本作は公開当時、一〇代、二〇代の若者、特に男性には絶大な支持を受けるものであった。それは、銀河への旅というロマン、友情、戦い、そして鉄郎の少年らしからぬ男気という、男心をくすぐる要素が満載であったからだろう。

そして忘れがたいのがメーテルの存在である。原作の松本零士の描く女性はもともとサイレント時代から一九六〇年代くらいまでの海外女優をモデルにしたような描き方を感じるが、メーテルは現代にも通じる普遍的な美女として、今でも人気があるのはご存じの通りである。その美貌に謎めいた部分を秘めたまま、メーテルは鉄郎の母であり、姉であり、恋人でもあるような存在で物語の中をめぐって行くのだ。そして最後の別れのシーンへと物語は昇華していく……。

メーテルの「私はあなたの思い出の中にだけ……心の中にいた青春の幻影」というセリフ、「メーテル」と叫ぶ鉄郎、「万感の思い……さらば少年の日よ」そしてゴダイゴのあの主題歌が……。

もう見たくて仕方なくなってきませんか。

参考法令

「臓器の移植に関する法律」抜粋

第一条　この法律は、臓器の移植についての基本的理念を定めるとともに、臓器の機能に障害がある者に対し臓器の機能の回復又は付与を目的として行われる臓器の移植術（以下単に「移植術」という。）に使用されるための臓器を死体から摘出すること、臓器売買等を禁止すること等につき必要な事項を規定することにより、移植医療の適正な実施に資することを目的とする。

第二条　死亡した者が生存中に有していた自己の臓器の移植術に使用されるための提供に関する意思は、尊重されなければならない。

2. 移植術に使用されるための臓器の提供は、任意にされたものでなければならない。

3. 臓器の移植は、移植術に使用されるための臓器が人道的精神に基づいて提供されるものであることにかんがみ、移植術を必要とする者に対して適切に行われなければならない。

4. 移植術を必要とする者に係る移植術を受ける機会は、公平に与えられるよう配慮されなければならない。

第五条　この法律において「臓器」とは、人の心臓、肺、肝臓、腎臓その他厚生労働省令で定める内臓及び眼球をいう。

第六条　医師は、次の各号のいずれかに該当する場合には、移植術に使用されるための臓器を、死体（脳死した者の身体を含む。以下同じ。）から摘出することができる。

一. 死亡した者が生存中に当該臓器を移植術に使用されるために提供する意思を書面により表示している場合であって、その旨の告知を受けた遺族が当該臓器の摘出を拒まないとき又は遺族がないとき。

二. 死亡した者が生存中に当該臓器を移植術に使用されるために提供する意思を書面により表示している場合及

び当該意思がないことを表示している場合以外の場合であって、遺族が当該臓器の摘出について書面により承諾しているとき。

2．前項に規定する「脳死した者の身体」とは、脳幹を含む全脳の機能が不可逆的に停止するに至ったと判定された者の身体をいう。

第六条の二　移植術に使用されるための臓器を死亡した後に提供する意思を書面により表示している者又は表示しようとする者は、その意思の表示に併せて、親族に対し当該臓器を優先的に提供する意思を書面により表示することができる。

法律用語索引

—さ—

映画索引

著者略歴
前田　和彦（まえだ・かずひこ）

1960年生まれ
大東文化大学大学院法学研究科修了
自治医科大学法医学教室研究生、自治医科大学看護短期大学講師、九州保健福祉大学社会福祉学部専任講師、同薬学部助教授を経て、現在、九州保健福祉大学薬学部薬学科及び大学院医療薬学研究科教授（医事法学研究室）

〈主要著書・論文〉
『生命倫理・医事法』（編著）（医療科学社）
『医事法セミナー（新版）第3版』（医療科学社）
『医事法講義〔新編第3版〕』（信山社）
『関係法規』（医歯薬出版）
『薬事関係法規・制度』（共著）（法律文化社）
『医事法の方法と課題』（共著）（信山社）
『リスクマネジメント』（共著）（医療科学社）
『〔医療・福祉〕科学の方法』（編著）（医療科学社）
『社会リハビリテーションの課題』（共著）（中央法規出版）
『法律学のすべて・下（民法・商法・労働法）』（共著）（公務員試験協会）
『個別機能訓練指導マニュアル』（共著）（医療科学社）
『介護予防と機能訓練指導員』（編著）（医療科学社）
『やさしい遺言のはなし』（共著）（法学書院）
「臓器移植法の改正移植の現状」(日本社会医療学会社会医療研究8)
「脳死における法的接点」（自治医科大学紀要10）
「脳死および臓器移植の合意と承諾」（自治医科大学紀要12）
「医事法・民事法における遺族の範囲」（日本法政学会法政論叢第28巻）
「臓器の移植に関する法律案について」（日本法政学会法政論叢第31巻）
「三宅島緑内障誤診事件」（別冊ジュリスト140号「医療過誤判例百選（第二版）」）（有斐閣）
「看護師の輸液に際しての注意義務」（別冊ジュリスト219号「医事法判例百選（第二版）」）（有斐閣）
他著書・論文等多数。

カット・イラスト：NORI.

映画のなかの医事法学・plus
医療・福祉・生命倫理＋人生・青春・恋愛・アニメ

価格はカバーに表示してあります

2017年 5月 15日　第一版 第一刷 発行

著　者　前田《まえだ》　和彦《かずひこ》 ©
発行人　古屋敷　信一
発行所　株式会社 医療科学社
〒113-0033　東京都文京区本郷3 － 11 － 9
TEL 03（3818）9821　FAX 03（3818）9371
ホームページ　http://www.iryokagaku.co.jp
郵便振替　00170-7-656570

ISBN978-4-86003-488-7　（落丁・乱丁はお取りかえいたします）

本書の複製権・翻訳権・上映権・譲渡権・公衆送信権（送信可能化権を含む）は（株）医療科学社が保有します。

JCOPY ＜(社)出版者著作権管理機構 委託出版物＞

本書の無断複写は著作権法上での例外を除き，禁じられています。複写される場合は，そのつど事前に（社）出版者著作権管理機構（電話 03-3513-6969，FAX 03-3513-6979，e-mail: info@jcopy.or.jp）の許諾を得てください。

医療科学新書

孤高の科学者 W・C・レントゲン
山崎　岐男

一八九五年十一月八日、ドイツの物理学者W・C・レントゲンは、周到な計画と緻密な実験手段によってX線を発見した。爾来X線は、医学、産業、基礎科学を輝かす光として、われわれ人類に果たした貢献は計り知れない。X線発見から一〇〇年、W・C・レントゲンに、人間として科学者としてのあるべき姿を学ぶことができよう。

（本体９７１円）

放射線物語 ！と？の狭間で
衣笠　達也

東海村臨界事故の被曝医療に自らも参加した著者は、放射線の発見から原子力エネルギーの利用に至る歴史、放射線防護の考え方などを平易な言葉で解説しながらも、東海村臨界事故の遠因が、わが国の原子力開発がアメリカからの工学的技術導入に偏り、保健部門の整備が伴っていなかったことにあることを鋭く指摘する。

（本体１２００円）

リスクマネジメント 医療内外の提言と放射線部の実践
村上陽一郎・他

安全な医療を求める試みは医療界だけの取り組みで達成されるものではない。そこには多角的、学際的な視点が要求されるであろうし、一般から個別を指向する確乎とした哲学が望まれている。本書は、リスクマネジメントの哲学と基礎を提示するとともに、放射線部の個別の試みが一般に敷衍されている実践例を示す。

（本体１２００円）

大学をつくった男 鈴鹿医療科学大学・中村實の挑戦
岡田　光治

医療社会に真のチーム医療を確立させるため、一人の男の教育に賭ける理念と夢が結実する。日本放射線技師会という一職能団体のリーダーが、崇高な建学の精神を掲げて四年制の医療・理工系大学を創るにいたるまでの壮大なサクセス・ストーリー。『大学をつくった男たち』を改題、医療科学新書として待望の復刊！

（本体１２００円）

医療科学新書

X線CTの先駆者 高橋 信次
岡田 光治

20世紀最大の医学発明といわれるX線CTは一九七二年イギリス人の開発によって出現した。しかしその原理は、CTの登場より四半世紀も前に日本人によって見出されていたのだ。文化勲章、スウェーデン王立科学アカデミーゴールドメダルに輝く不世出の医学者・高橋信次の、放射線医学ひとすじにかけた足跡を追うドキュメント。

（本体1200円）

医療過誤 そのパラダイム
池本 卯典

著者が、かつて法医学、人類遺伝学、警察の法医鑑識業務などに携りながら体験した、医療過誤にかかわる基礎的問題を整理。医療過誤の頻発を食い止めるためには何をなすべきか、新たなオルタナティブを求めるための思考の枠組みを提示するとともに、医療過誤について問い、答える、学問研究のモデルをも与えてくれる。

（本体1200円）

医療に活かす癒し術 コ・メディカルのための医療心理入門
芦原 睦
佐田 彰見

「現在、医療においては、臓器主義に偏るのではなく、全人的な医療の重要性や、医療心理学の必要性が声高に叫ばれています。その中核に位置するのが、心療内科と考えています」という著者らの臨床（心身医療）と研究に携わった経験をもとに、医療心理学や心身医学を実践していくうえで求められる知識の集成。

（本体1200円）

日本の疫学 放射線の健康影響研究の歴史と教訓
重松 逸造

いまや〈病気の予防と健康に必要な情報を提供する学問〉として広く利用される疫学研究。その指導的役割を戦後半世紀以上にわたって担い、被爆者追跡調査により日本の疫学水準を国際レベルにまで高めた研究の歩みを総括。原爆後障害研究とチェルノブイリ原発事故に果たした役割と課題、さらには日本の疫学の展望について語る。

（本体1200円）

医療科学新書

日本人はなぜ原子力に不安を抱くのか
日本人の心とリスク

青山　喬

先端科学技術社会に欠かせない「リスク」という概念を理解し、活用していくために、日本人は「リスク」とどのように向き合っていくべきか？　リスク受容に対する心理的アプローチ、リスク・コミュニケーションの重要性など、「リスク」の概念とその関わり方について、多角的な視点からわかりやすく解説。

（本体１２００円）

放射線心身症？
福島原発放射線より
日常にあるはるかに恐ろしいもの

加藤　直哉

東日本大震災での原発事故は低線量事象であり、被曝で生命に危険が及ぶことはない。むしろ、行政と報道の混乱等での心理的ストレスが「放射線心身症」ともいうべき健康障害を生む。それよりも、現代日本人の食生活にこそはるかに恐ろしいものがある。無用な不安よりも、必要な知識で立ち向かう救済のメッセージ。

（本体１２００円）

医療史跡探訪
―医学史を歩く

諸澄　邦彦

日本各地の医跡を巡ると、その時代の史実に息づく熱いものが見えてくる。とりわけ洋学に刺激された系統的人体解剖への冀《き》求にはじまり、圧倒的な惨禍をもたらす感染症に対峙する在野の医師たち、性差や病気へのいわれのない偏見との闘いを通して、日本の近代医療・医学の培ったもの、見失った姿をまのあたりにする。

（本体１２００円）

映画のなかの医事法学・plus
医療・福祉・生命倫理＋
人生・青春・恋愛・アニメ

前田　和彦

医療・保健・介護福祉、生命倫理分野にまたがる医事法学の内容を誰もが知るヒット作や名作映画を通じて身近に学ぶ22幕。医療・介護現場はもちろん、社会で必要とされる共感、思いやりや寄り添いといった、より良きコミュニケーションの手段となるよう、青春・恋愛映画からアニメ映画をPlusにて紹介している。

（本体１２００円）

生命倫理・医事法

編著者：塚田 敬義・前田 和彦

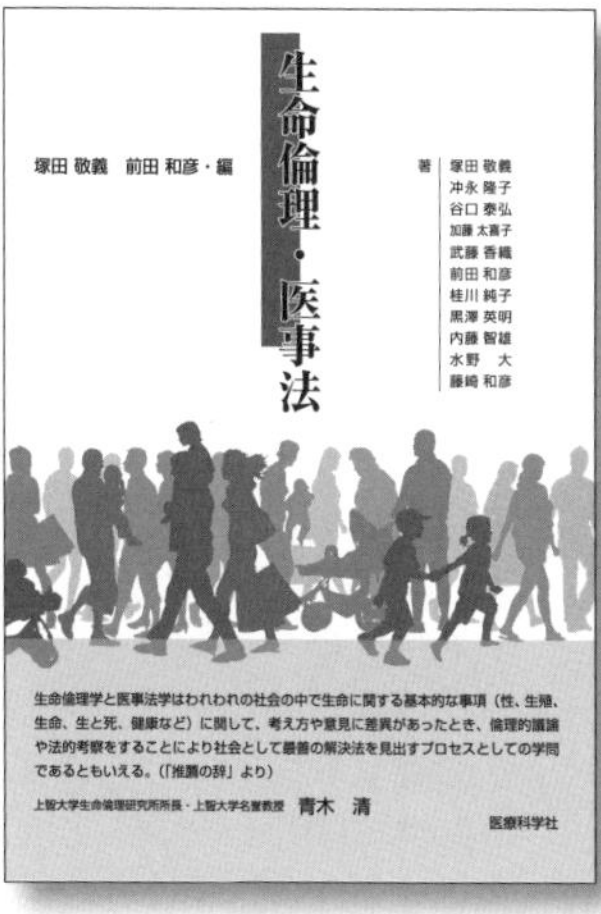

生命倫理（バイオエシックス）および医事法は，従来からの「医の倫理」にとどまらず，生命に係わる問題圏全体の学際研究に発展し，大学病院での医学的諸問題を検討する生命倫理委員会の設置に至るなど，今日広く社会に浸透しつつある。本書は，医学医療・生命科学研究に従事する初学者を対象に，近年その学術的意義が評価され，国家試験出題基準への採用に及んでいるこれらの学問的背景を多角的に知る入門テキストとして編集。

【主要目次】

第 1 章　生命倫理概論／第 2 章　生命倫理理論／第 3 章　インフォームド・コンセントの法理／第 4 章　生殖技術／第 5 章　ヒトゲノム解析と医療への応用をめぐる倫理的課題／第 6 章　脳死・臓器移植の問題／第 7 章　終末期をめぐる問題／第 8 章　ケアする者の倫理 ― 看護倫理／第 9 章　広義の生命倫理／第 10 章　特別な配慮を要する医療／第 11 章　医療制度／第 12 章　医療経済／第 13 章　医事法序論／第 14 章　医師の裁量権と保険診療／第 15 章　薬事制度と薬害／第 16 章　コミュニケーション論

● B5 判　272 頁　● 定価（本体 2,800 円＋税）
● ISBN978-4-86003-462-7

医事法セミナー
（新版）第３版

著者：**前田 和彦**（九州保健福祉大学 教授）

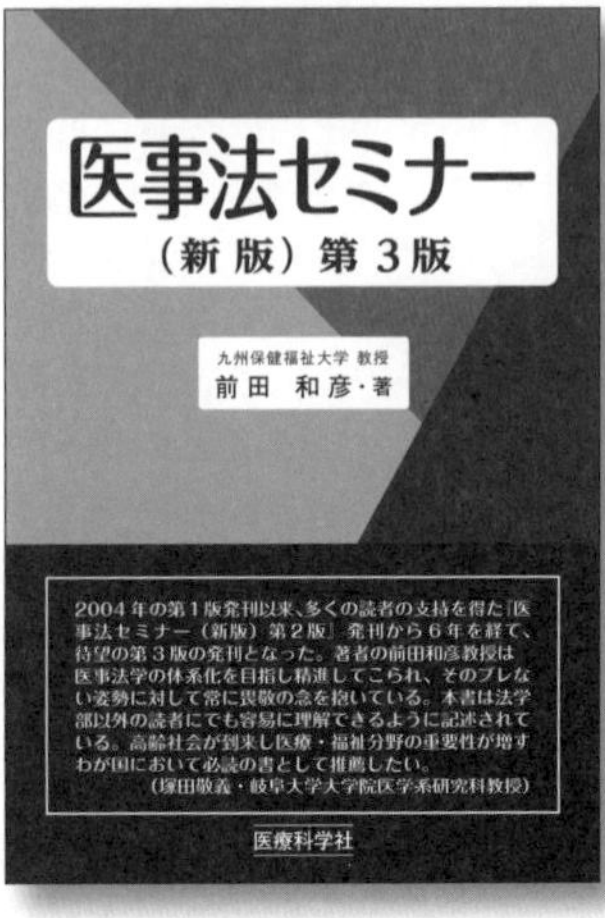

本書は2004年の発刊以来、医事法学の初学者や医療従事者の方々に医事法学とは何か、問題点とは何かなどをなるべく理解しやすく、できうれば一般の方々にも平易な医事法学を身近に知ってもらえるよう執筆されている。第２版から５年が経過し、2013年には「持続可能な社会保障制度の確立を図るための改革の推進に関する法律」が成立し、多くの医事法規が影響を受け、今回、全体的な改訂を行い第３版として刊行した。

【主要目次】
第１講　最初に知っておくべき法学の基礎／第２講　医事法学とは何か／第３講　医療法／第４講　医療従事者の資格法／第５講　「感染症予防法」と予防衛生法規／第６講　医療契約—医療従事者と患者の権利関係—／第７講　医療過誤／第８講　インフォームド・コンセントと患者の自己決定権／第９講　「精神保健福祉法」と保健衛生法規／第10講　社会保障制度の現状／第11講　社会福祉関係法規／第12講　環境衛生法規

● A5判 232頁 ● 定価（本体2,000円＋税）
● ISBN978-4-86003-459-7